HỎI ĐÁP KIẾN THỨC VỀ SỨC KHỎE

健康知识问答

（ BẢN SONG NGỮ TRUNG VIỆT ）

（中越对照版）

中共那坡县委宣传部
BAN TUYÊN TRUYỀN HUYỆN ỦY HUYỆN NA PHA,
ĐẢNG CỘNG SẢN TRUNG QUỐC

组织编写
TỔ CHỨC BIÊN SOẠN

那坡县文化体育广电和旅游局
CỤC VĂN HÓA THỂ THAO, PHÁT THANH
TRUYỀN HÌNH VÀ DU LỊCH HUYỆN NA PHA

方南亭　主编
PHƯƠNG NAM ĐÌNH　CHỦ BIÊN

广西科学技术出版社
NHÀ XUẤT BẢN KHOA HỌC KỸ THUẬT QUẢNG TÂY

图书在版编目（CIP）数据

健康知识问答：中越对照版 / 方南亭主编. —南宁：广西
科学技术出版社，2023.1
ISBN 978-7-5551-1513-7

Ⅰ.①健… Ⅱ.①方… Ⅲ.①保健—基本知识—汉、越
Ⅳ.①R161

中国国家版本馆CIP数据核字（2023）第060942号

JIANKANG ZHISHI WENDA（ZHONGYUE DUIZHAO BAN）

健康知识问答（中越对照版）

中共那坡县委宣传部
那坡县文化体育广电和旅游局　　组织编写

方南亭　主编

责任编辑：程　思　方振发　　　　　责任校对：冯　靖
封面设计：韦宇星　　　　　　　　　责任印制：韦文印

出版人：卢培钊　　　　　　　　　　出版发行：广西科学技术出版社
社址：广西南宁市青秀区东葛路66号　邮政编码：530023
网址：http://www.gxkjs.com

印刷：广西民族印刷包装集团有限公司
开本：890 mm×1240 mm　1/32
字数：150千字　　　　　　　　　　印张：4.75
版次：2023年1月第1版　　　　　　　印次：2023年1月第1次印刷
书号：ISBN 978-7-5551-1513-7
定价：60.00元

目　录

MỤC LỤC

CHƯƠNG VII   KIẾN THỨC CHĂM SÓC SỨC KHỎE BÀ MẸ VÀ TRẺ EM

CHƯƠNG VIII   CÁC LOẠI THUỐC DỰ PHÒNG TRONG GIA ĐÌNH

一、健康教育基本知识

1. 什么是健康？

由于人们所处的时代、环境和条件不同，对健康的理解也不尽相同。过去，人们一般认为身体没病、无伤残就是健康。世界卫生组织在1948年提出：健康不仅是没有疾病或不虚弱，还是身体的、心理的和社会适应方面的完美状态。这就是说，人的健康不仅是生理上没有疾病、躯体健全和不虚弱，还应该达到心理和精神方面的平衡状态，并且包括人与社会的良好适应状态，达到与社会和谐相处。一个完全健康的人不仅是自身客观上拥有健康，而且应该懂得基本的健康知识，具有追求健康的信念和意识，具备健康的生活方式，同时承担对他人和社会的健康责任。

2. 怎样才算是身体健康？

身体健康的标准一般有以下五个方面。

（1）心肺功能好。心脏心肌发达，每分钟跳动60～80次；对肝脏、胃肠等内脏器官的供血和营养输送充足，肺活量大，肺内气体交换良好，胸廓发达，呼吸肌强壮，呼吸缓慢而深沉，每分钟呼吸13～18次。

（2）生长发育良好。身高中等以上，身材匀称，肌肉丰满，四肢有力。如果身高、体重、胸围、肺活量、握力、弹跳力指标高，心跳、呼吸频率偏低，说明身体更健康。

（3）身体素质好。肌肉的力量、速度、耐力、灵敏度、柔韧性能够反映出人的神经系统和内脏的功能，因此也是健康的重要标志。健康人肌肉的体积大、力量大，占体重的40%～50%。

（4）神经系统功能好。大脑是身体的主宰，指挥身体的一切活动，如工作、学习、思考、判断，以及日常生活的运动。平时吃得香，睡得甜，不头痛，不失眠，工作效率高，无疑是一种健康的表现。

（5）对外界环境的适应和抗病能力强。身体健康的人，气温升高时身体通过皮肤毛细血管扩张向外散热的能力强，而气温降低时身体通过肌肉产热、皮肤血管收缩减少散热，并且因血液中的抗体多，所以在不同的环境中不容易生病。

由此，一个健康的人应当有充沛的精力，能够从容地应对生活和工作压力而不感到过分紧张；处事乐观，态度积极，乐于承担责任，事无大小，不挑剔；善于休息，睡眠质量好；应变力强，能适应外界环境的各种变化，能抵抗一般性感冒等传染病；体重适当，身材匀称；站立时，头、肩、臂位置协调；眼睛明亮，反应敏锐，眼睑不易发炎；牙齿清洁，无蛀牙，无痛感；齿龈颜色正常，无出血现象；头发有光泽，无头屑或头屑很少；皮肤有弹性，肌肉丰满，走路轻松。

3. 怎样自我检测健康状况？

常见的自我检测方法有以下五种。

（1）心脏功能测试。在1分钟内向前弯腰20次，前倾时呼气，直立时吸气。弯腰前先测定并记录自己的脉搏，此为数据Ⅰ；做完运动后立即再测一次脉搏，为数据Ⅱ；1分钟后再测，为数据Ⅲ。将三项数据相加，减去200，再除以10，即 $[（Ⅰ＋Ⅱ＋Ⅲ）－200]÷10$。如所得数为0~3，说明心脏功能极佳；4~6为良好；7~9为一般；10~12为较差；12以上，应立即就医。

（2）体力测试。如能一步迈两个台阶，快速登上五层楼，说明健康状况良好；一级一级登上五层楼，没有明显的气喘现象，说明健康状况不错；如果气喘吁吁、呼吸急促，说明健康状况较差；登上三层楼就感到既累又喘，说明身体虚弱。

（3）仰卧起坐测试。以1分钟为限，记录次数，下述次数为各年龄段标准值，低于该数值则属于健康状况欠佳。20岁，45~50次；30岁，

40～45次；40岁，35～45次；50岁，25～30次；60岁，15～20次。

（4）呼吸测试。在安静状态下，正常呼吸，记录1分钟内的呼吸频率（一呼一吸为1次），下述频率为各年龄段的最佳值，超过或低于该数值者属于健康状况欠佳。20岁，18～20次；30岁，15～18次；40岁，10～15次；50岁，8～10次；60岁，5～10次。

（5）屏气测试。深吸一口气，然后屏气，时间越长越好，再慢慢呼出，呼出时间为3秒最理想。最大限度屏气，健康状况甚佳的年轻人可持续90～120秒，年满50岁的人为30秒左右。

4. 哪些因素会影响健康？

人类的健康受多种因素的影响，除遗传、心理和行为（生活方式）等因素外，还与环境因素（如社会环境、自然环境和生态环境等）密切相关。

人的身体素质特点会遗传给后代，某些疾病也具有遗传性，如血友病等。心理因素可以直接或间接地影响健康，例如长期的心理紧张可引发高血压病，突然的情绪激动可引发心脑血管疾病。不健康的生活方式也会直接或间接地危害健康，如长期大量吸烟可引发慢性支气管炎、高血压病等多种疾病，甚至会增加患肺癌和其他癌症的概率；长期过量饮酒可能损害肝脏并引发其他消化系统疾病；高脂、高胆固醇饮食会促进动脉血管硬化甚至引发冠心病。饮食不当、营养过剩会引起肥胖，导致糖尿病、高血压病、心脏病的发病率增加。据统计，现代人所患疾病中有45%与生活方式有关。

社会环境包括政治制度、社会稳定状况（战争或和平）、经济状况、医疗卫生服务、食品和饮水供应、社区服务、人际关系、文化风俗等，无一不与健康有密切关系。

自然环境包括气候情况、地理条件、水质和土壤情况、磁场（电磁波）和射线（放射性元素）等，也都直接与人的生存和健康密切相关。如某些地区由于水土中微量元素含量的多或少，可造成氟中毒、碘缺乏病、大骨节病、克山病等地方病。

生态环境主要指人生存环境中的生物状态，特别是致病和传播疾病的生物的数量、活跃状况和致病性等，如病毒、细菌等微生物和蚊子、苍蝇、跳蚤等虫媒及老鼠等动物。当人的生存环境中这些生物数量较多或致病性强时，必然会对人的健康产生威胁。

5. 怎样计算标准体重？

计算标准体重是为了了解自己是消瘦者还是超重者，是否需要限制饮食减轻体重，或加大饮食增加体重。理想的体重有利于身体健康，提高生活质量。

计算标准体重的方法很多，以下是成年人标准体重的两种简单的计算公式。

一种是男女适用：［身高（厘米）－100］×0.9＝标准体重（千克）。

另一种是分性别。男性：身高（厘米）－105＝标准体重（千克）。

女性：身高（厘米）－100＝标准体重（千克）。

儿童标准体重简便的计算公式：

1～6个月：出生体重＋月龄×0.6＝标准体重（千克）；

7～12个月：出生体重＋月龄×0.5＝标准体重（千克）；

1岁以上：8＋年龄×2＝标准体重（千克）。

6. 吸烟为什么会影响健康？

烟草主要由碳水化合物、羧酸、色素、萜烯类物质、链烷烃、类脂物质及某些污染物（如农药、重金属元素等）组成。

吸烟者吸烟过程中，香烟发生一系列化学反应产生大量新的物质。从烟雾中分离出的有害物质达3000多种，其中主要的有害物质为尼古丁（烟碱）、烟焦油、一氧化碳、氢氰酸、氨及芳香化合物等。产生的一氧化碳会损伤基因和细胞膜蛋白，引发呼吸系统疾病、心脑血管疾病和肿瘤等，此外还会减少血红蛋白携氧，使心肌利用氧的能力下降。

吸烟对女性有特殊危险：吸烟的妇女如果正服用避孕药，会增加心脏疾病发作和下肢静脉血栓形成的概率；吸烟孕妇的胎儿易发生早产和体重不足，使婴幼儿免疫功能降低，容易生病；据统计，孕妇被动吸烟所产婴儿的致畸率明显高于不吸烟和主动吸烟孕妇所产婴儿。

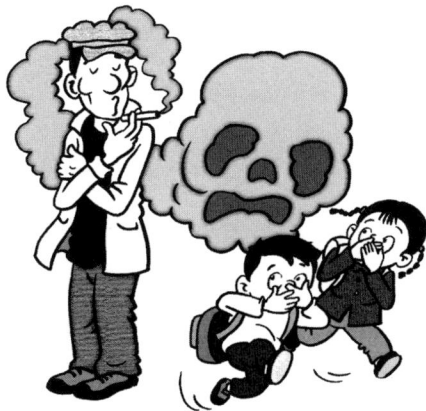

7. 酗酒为什么会影响健康？

酒精进入人体后，很快被胃肠吸收进入血液中，血液中的酒精只有5%～10%直接随呼气、汗液及尿液排出，而绝大部分都要经过肝脏转化为乙醛，再被氧化成乙酸，乙酸进入组织被氧化成二氧化碳和水，同时放出一定的热量。当饮酒量超过肝脏分解酒精的能力时，大量酒精就会蓄积在血液内而作用于各个组织器官。组织器官对酒精很敏感，特别是大脑皮层，随着血液中酒精浓度的增加，大脑皮层由兴奋转为抑制，当大脑皮层的抑制过程加重时，便产生酒精中毒症状，严重者失去知觉、昏迷不醒，甚至危及生命。

青少年酗酒所带来的危害更大。由于青少年身体发育尚未完全，各器官功能尚不完备，对酒精的耐受力低，肝脏处理酒精的能力差，所以更容易发生酒精中毒及脏器功能损坏。肝功能损坏，可使肝脏的脂肪和结缔组织增生，是导致肝硬化的原因之一；消化器官受损，可阻碍各种营养物质的吸收，从而影响正常的生长发育，并且是胃癌发生的主要原因。此外，酗酒还可诱发心血管疾病；刺激呼吸道，使呼吸系统的防御功能降低；危害人体的生殖细胞，继而影响下一代的生长发育。

二、环境、水与健康

1. 空气污染对健康有什么影响？

大气污染物对人体的影响：①煤烟可引起支气管炎等；②硫酸烟雾对皮肤、眼结膜、鼻黏膜、咽喉等均有强烈刺激和损害；③铅浓度略超大气污染允许浓度时，可引起红细胞被破坏等慢性中毒症状，高浓度时可引起强烈的急性中毒症状；④二氧化硫浓度超过5毫克/升时，吸入可引起心悸、呼吸困难，重者可引起反射性声带痉挛、喉头水肿以致窒息；⑤氧化氮对深部呼吸道的中毒作用表现为重者可致肺坏疽，对黏膜、神经系统及造血系统均有损伤，吸入高浓度氧化氮时可出现窒息；⑥一氧化碳对血液中的血色素亲和能力比氧气大得多，能引起严重缺氧症状，即煤气中毒；⑦臭氧的影响较复杂，轻者表现为肺活量减弱，重者出现支气管炎等；⑧硫化氢浓度为100毫克/升时，吸入2～15分钟可使人嗅觉疲劳，高浓度时可引起全身机能障碍而死亡；⑨氰化物轻度中毒出现黏膜刺激症状，重者可使意识逐渐丧失、强直性痉挛、血压下降，迅速发生呼吸障碍而死亡，中毒会造成头痛、失语症、癫痫发作等后遗症；⑩氟化物由呼吸道、胃肠道或皮肤侵入人体，主要使骨骼、造血器官、神经系统、牙齿及皮肤黏膜等受到侵害，重者因呼吸麻痹、虚脱等而死亡；⑪氯主要通过呼吸道和皮肤黏膜使人体发生中毒，当空气中的氯浓度达0.04～0.06毫克/升时可致严重中毒，浓度达3毫克/升时则引起肺内化学性烧伤而迅速死亡。

2. 室外空气污染主要有哪些污染源？

室外空气污染的主要来源有工业污染、交通污染和生活污染。

工业生产过程中所形成的废水、废气和废渣及各种噪声造成工业污染。交通工具等在行驶过程中排放的大量污染物已成为城市空气污染的重要来源。此外，人类日常生活所造成的空气污染也是污染源的又一重要来源。如液化气、煤炭和柴草燃烧造成的烟雾；煎、炒、烹、炸的过程会放出烟雾；使用各种香水、香皂、洗涤剂；使用各种防腐剂保存衣服、被褥；使用大量的油漆、涂料装饰家具和粉刷墙壁；使用人造地板砖会释放大量氡气；使用被子过后会释放出大量的气味。

3. 生活垃圾不及时处理对健康有什么影响？

每个家庭每天都产生垃圾、污水、粪便，如处理不当，不仅脏乱、不卫生，而且可能污染饮用水源及环境，散发臭味，滋生蚊子、苍蝇，为老鼠提供"粮食"。尤其在炎热的夏天，问题更突出，可导致"四害"传播疾病。苍蝇能传播痢疾、伤寒、霍乱、脊髓灰质炎、结核、肝炎、寄生虫病等多种疾病；蚊子能传播乙脑和疟疾；老鼠能传播鼠疫和流行性出血热；蟑螂能传播痢疾、肝炎等疾病。

4. 水污染对健康有什么危害？

水污染对健康的主要危害：①通过饮用含有大量病原菌的水可引起介水传染病的传播；②通过饮用含有大量化学物质的水或者以食物链形式的传递，可使人群发生急、慢性中毒和患肿瘤；③有些污染物可妨碍水体的自净作用，从而造成更大的危害；④有些污染物可使水质感官性状恶化，妨碍水体正常利用；⑤当地面水被污染后，最主要、最常见的危害是导致人群发生急、慢性中毒和远期危害。

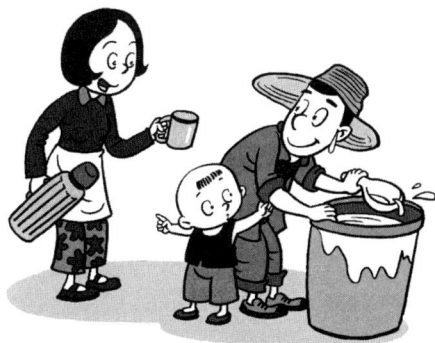

5. 气温对人体健康有什么影响?

根据有关测定,气温在15～21℃时是环境温度的舒适区段,在这个区段内,人体力消耗最小,工作效率最高,最适宜生活和工作。

高温对人体的影响:在高温下,人体为实现体温调节,增加了血输出量,从而使心脏负担加重,脉搏加速。体内血液重新分配,引起消化道相对缺血。由于出汗排出大量盐分及大量水分,致使胃液酸度下降,消化液分泌量减少,消化吸收能力受到不同程度的抑制,引起食欲不振、消化不良和患胃肠疾病的概率增加。温热环境对中枢神经系统具有抑制作用,表现为大脑皮层兴奋过程减弱,条件反射的潜伏期长,注意力不易集中,严重时会出现头晕、头痛、恶心、疲劳乃至虚脱等症状。

低温对人体的影响:在低温下,人体皮肤、血管收缩,体表温度降低,使辐射和对流散热达到最小的程度;在严重的冷暴露中,皮肤血管处于持续的极度收缩状态,流至体表的血流量显著下降或完全停滞。气温降至组织冰点(-5℃)以下时,组织就会发生冻结,造成冻伤;气温在10℃以下时最常见的是肢体麻木,12℃时已经影响到手的精细运动灵巧度和双手的协调动作,操作效率明显下降。

三、饮食、营养与健康

1. 什么是营养？

营养是机体摄取、消化、吸收和利用食物中的养料以维持生命活动的整个过程。营养是一种作用，而不应简单地理解为营养物质。

2. 人在日常生活中需要哪些营养？

（1）人体的主要构成物质——蛋白质。蛋白质是人体组成的重要原料，人体的神经、肌肉、骨骼，甚至毛发，没有一处不含蛋白质，因此必须供给充足的蛋白质才能满足生命活动的需要。

（2）人体高能量来源——脂肪。脂肪在人体内的主要功能是贮存和供给能量，是人体的主要能源物质糖的后备原料。

（3）生命活动的主要能源——碳水化合物。碳水化合物分解释放的能量可以维持一切生理活动，如心跳、呼吸、神经兴奋、大脑活动等。

（4）人体需要的维生素。主要有保护视力的营养素维生素A、增强免疫的营养素维生素C、强壮骨骼的营养素维生素D、延缓衰老的营养素维生素E、抗脚气的营养素维生素B_1、健康的"黄色卫士"营养素维生素B_2。

（5）人体需要的矿物质。人体的"钢筋混凝土"钙、钙的"孪生兄弟"磷、身体中的"盐分"钠和钾、"生命之花"锌、血液"卫士"铁、增长智慧的碘。

（6）生命的摇篮——水。水约占成年人体重的60%，被认为是最必需、最重要的营养素，它对生命的重要性仅次于空气。

3. 蛋白质有什么生理功能？缺乏时对身体有什么影响？

蛋白质的生理功能：①构成和修补人体组织；②用于更新和修补组织

细胞；③物质代谢及生理功能的调控；④氧化供能，1克蛋白质在体内氧化供能约为1.67×10^4焦耳；⑤其他功能，如多功能血浆蛋白质的生理功能。

缺乏蛋白质会使体力下降，对病毒的抵抗力也随之减弱，还容易造成精神紧张。表现为身体各种功能低下、无精打采、精力不集中、过早衰老、皮肤干涩、心力衰竭、头发枯白等一系列不良症状。

女性缺乏蛋白质就无法形成胶原蛋白，因此会过早地出现皱纹。孕妇缺乏蛋白质，可引起胎儿发育受阻。

儿童及青少年缺乏蛋白质可导致发育受阻，体型变得异常、矮小。

成年人缺乏蛋白质会造成抵抗力减弱，出现消瘦、腹胀、水肿等症状，容易诱发各种心脑血管疾病。

老年人缺乏蛋白质会引发各种老年性疾病，如高血压病、心脑血管疾病、癌症等。

4. 哪些食物富含蛋白质？怎样提高蛋白质利用率？

动物性蛋白质的来源包括蛋制品、奶制品、肉类；植物性蛋白质的来源有豆类、核果类及五谷根茎类食物。

大米、小米、玉米、高粱等主要粮谷类食物在一日三餐中占有相当大的比例，可为人体提供60%～70%的热量、50%的蛋白质及相当数量的B族维生素和无机盐等。这类食物虽然能够为人体提供相当一部分蛋白质，但是其蛋白质的组成中普遍缺少人体必需的赖氨酸和蛋氨酸，大大降低了粮谷类蛋白质的营养价值。

为弥补粮谷类蛋白质的不足，提高其蛋白质的生物价值，应选择含赖氨酸较高的食物与之搭配食用。一般来说，动物性食物如肉类、蛋类、奶制品等都含有较多的赖氨酸，与米、面搭配食用比较理想，可以弥补单种粮食蛋白质中赖氨酸不足的缺陷。如日常膳食中食用的肉蛋粥、肉包子、饺子、馄饨、肉蛋面等就是这类食物搭配的极好例子。

5. 什么是碳水化合物？它有哪些主要功能？

碳水化合物是人体生长发育必不可少的主要营养成分之一，它是一类有机化合物，是各种各样糖的总称，因此碳水化合物又称"糖"。其由碳、氢、氧三种元素组成，分为单糖、二糖、低聚糖、多糖四类。

碳水化合物主要的功能有以下五点。

（1）碳水化合物是人类从膳食中取得热能的最主要及最经济的来源。

（2）碳水化合物参与人体细胞的多种代谢活动，是构成机体的重要物质。例如，糖脂是细胞膜结构中不可缺少的物质；神经组织也含有糖脂；黏蛋白是组成结缔组织所必需的物质；核糖与脱氧核糖是核酸的重要组成部分。糖参与人体的许多生命过程。

（3）储存于肝脏及肌肉中的糖原除可分解供给热能外，还对进入机体的某些有害物质起解毒作用。葡萄糖是供给人体大脑热能的唯一来源，因而碳水化合物对维护中枢神经功能的健全具有重要意义。

（4）当碳水化合物供给充分时，可减少蛋白质作为热量来源的消耗，有利于发挥蛋白质的特有生理功能，即对蛋白质起保护作用。

（5）多糖虽然不被人体消化吸收，但它能刺激消化液的分泌与肠道的蠕动，能吸收及保持水分，使粪便松软，易于排出。

6. 什么是脂类？哪些脂类对健康有帮助？

（1）脂类是中性脂肪及类脂的总称，是机体的重要组成成分。中性脂肪是脂肪酸及甘油的化合物。富含脂肪的食物有肥肉、猪油、牛油、植物油等。类脂是一些能够溶于脂肪和脂肪溶剂的物质，主要有磷脂、糖脂、胆固醇及胆固醇脂等。

（2）脂类对健康的帮助有以下六个方面。

①供给热能。脂肪是产热量最高的一种热源质，它在体内氧化所产生的热量是碳水化合物或蛋白质的1.5倍。

②构成身体组织。一些类脂如磷脂、胆固醇是细胞的主要成分，在生命活动过程中起着重要作用。

③供给必需脂肪酸。人体所需的必需脂肪酸主要靠膳食脂肪来提供。必需脂肪酸在体内具有多种生理功能。

④促进脂溶性维生素的吸收。脂肪是脂溶性维生素的载体，如果摄入的食物中缺少脂肪，将影响脂溶性维生素的吸收和利用。

⑤维持体温，保护脏器。脂肪是热的不良导体，可阻止身体表面散热。脂肪作为填充衬垫，可以保护和固定器官，避免机械摩擦和移位。

⑥提高膳食感官性状。脂肪在人体胃内停留时间较长，摄入含脂肪高的食物，可使人有饱腹感，不易饥饿。脂肪可以提高摄入食物的烹饪效果，增加食物的香味，使人感到可口。

7. 蔬菜和水果主要营养成分各有什么特点？它们能否相互替代？

大部分水果主要含有维生素、无机盐、微量元素及碳水化合物。如苹果富含镁、果糖、果胶。

蔬菜的主要营养成分是维生素、糖类及膳食纤维，植物激素在幼嫩带芽的蔬菜中含量最为丰富。

水果和蔬菜虽然都含有维生素C和其他多种矿物质，但两者在含量上有所不同。蔬菜，尤其是绿叶菜中维生素C和矿物质的含量较多；而水果中除鲜枣、山楂、柑橘等的维生素C含量较多外，其他水果如香蕉、梨、苹果等的维生素C及矿物质含量则比蔬菜少。

多数水果中都含有各种有机酸、柠檬酸等，而蔬菜中没有。这些有机酸、柠檬酸能刺激消化液分泌，因此在饭后适量吃些水果有助于消化。大多数水果所含的碳水化合物主要是葡萄糖、果糖、蔗糖一类的单糖或双糖，而多数蔬菜所含的碳水化合物主要是淀粉一类的多糖。从人体的消化吸收和其他一些生理作用看，葡萄糖、果糖和蔗糖在小肠中可以不加消化就能够直接被吸收；而多糖则需要在各种消化酶的作用下，在消化道内被水解成单糖才能缓缓地被吸收。由此可见，蔬菜和水果各有自己的特点和作用，不能互相代替。目前，水果和蔬菜供应都较充足，应该二者兼顾，营养均衡，特别是老人、儿童和病人，水果是必不可少的。

8. 健康人怎样合理安排饮食?

健康人安排饮食应该保证人体对各类营养素的比例需求，如蛋白质、脂肪、碳水化合物、氮、钙、磷及其他营养素的比例需求。

（1）根据用餐者的性别、年龄、劳动强度，确定每人每天热能和营养素的供给量。一般来说，饮食中碳水化合物、脂肪和蛋白质的比例以5：1.5：1为宜。

（2）按照用餐者的生活、劳动情况来确定每天主食的数量。如一个从事中等体力劳动的成年妇女，每天需要供给500克主食，其中350克为大米、150克为面食。

（3）根据经济条件和当地粮食情况来确定每天豆类及动物性食物的数量。如一个从事中等体力劳动的成年妇女，每天需供给肉类100克、豆类50克、食用油20克。

（4）确定每天蔬菜的数量。一般来说，每人每天吃的蔬菜数量应能满足胡萝卜素、维生素B_2、维生素C、钙和铁的需要。一般每人每天应供给500～750克蔬菜，其中绿色蔬菜最好占一半，其次应多选择黄色、橙色和红色的蔬菜，因为这几种有色蔬菜含胡萝卜素、维生素B_2、维生素C较多。

9. 青少年怎样合理安排饮食？

青少年正处于身体发育期和生长高峰期，这段时间合理饮食尤为重要。青少年的学习任务重、活动也较多，需要补充大量能量，应该多吃谷类。此外，还要补充大量的优质蛋白质，包括大豆和动物蛋白。每天需供给粮食300～500克（男高中生要绝对保证每天有500克主食），肉类100～200克，豆制品50～100克，蛋50～100克，蔬菜350～500克，还应多吃水果和坚果类食品及海带、紫菜等海产品。香菇、木耳等菌类食物，每周也应选择食用。青少年需钙量较大，应多吃些虾皮、糖醋排骨、油煎小鱼（鱼骨可食用）、骨头汤等，通过饮食来补充青少年"日长夜大"的骨骼所需要的钙。

10. 老年人怎样合理安排饮食？

日常生活中，饮食营养是否合理与老年人的健康关系极大，老年人要得到充足的营养，就要吃多种多样的食物，而且要搭配合理，否则就会影响健康。

老年人还应多食用含不饱和脂肪酸的植物油。粗粮、杂粮、薯类、蔬菜、水果都含有丰富的无机盐、维生素和纤维素，水果内还含有果胶，这些都有利于消化道的消化吸收，有利于脂质代谢，可减少高脂血症和便秘的发生。食物烹调加工要适合中老年人的需要，应易于咀嚼、消化；做到色香味美，能促进食欲。在加工过程中，应注意保留维生素。禁食油腻或油炸食物。不食或少食糯米等黏性大而不易消化的食物。老年人膳食应以清淡、适口为宜，不要吃过咸的食物，以免诱发高血压病。此外，还应注意少食多餐；晚间为了易于入睡，可饮用一杯热饮料；避免吃刺激性的食物和喝刺激性强的饮料；不吃多刺的鱼和带骨头的禽类食品；少吃粗纤维的蔬菜和坚硬的果类，以免损伤牙齿或影响消化；少摄入动物脂肪；少喝烈性酒，以免发生脂肪肝、肝硬化和脑血管病等疾病。

11. 慢性病患者如何合理安排饮食？

慢性病患者应维持正常的膳食，保证充足的睡眠，根据不同的病症、病情、身体状况做合理的调整和安排。据资料显示，除母乳外，任何一种天然食物都不能提供人体所需的全部营养素，平衡膳食必须由多种食物组成，才能满足人体对各种营养素的需要，达到合理营养、促进健康的目的，因而提倡食用多种食物。

（1）食物多样，谷类为主。多种食物应包括五大类。第一类为谷类及薯类：谷类包括米、面、杂粮等，薯类包括马铃薯、甘薯、木薯等，主要提供碳水化合物、蛋白质、膳食纤维及维生素B。第二类为动物性食物：畜禽肉、鱼、奶、蛋等，主要提供蛋白质、脂肪、矿物质、维生素等。第三类为豆类及其制品：包括大豆及其他干豆类，主要提供蛋白质、脂肪、膳食纤维、矿物质和维生素B。第四类为蔬菜水果类：鲜豆、根茎、叶菜、茄果等，主要提供膳食纤维、矿物质、维生素C和胡萝卜素。第五类为纯热能食物：动物油、植物油、淀粉、食用糖，主要提供能量。植物油还可提供维生素E和人体必需的脂肪酸。

我们应保持以谷类为主的良好膳食习惯。此外，要注意粗细搭配，经常吃一些粗粮、杂粮等。稻米、小麦不要碾磨得太精细，否则谷粒、麦粒表层所含的维生素、矿物质等营养素和膳食纤维就会大量流失。

（2）多吃蔬菜、水果和薯类。蔬菜的种类繁多，包括植物的叶、茎、花、茄果、鲜豆及食用菌、藻等，不同品种所含营养成分不尽相同，甚至差别很大。红、黄、绿等深色蔬菜的营养价值超过浅色蔬菜和一般水果，它们是人体所需的胡萝卜素、维生素B_2、维生素C、叶酸、矿物质（钙、磷、钾、镁、铁）、膳食纤维和天然抗氧化物的主要或重要来源。猕猴桃、刺梨、沙棘、黑加仑等也富含维生素C和胡萝卜素。

12. 暴饮暴食对健康有什么影响？

暴饮暴食是一种不良的饮食习惯，它会给人的健康带来很多危害。

人进食时，食物通过咀嚼后咽入食管，再进入胃内，食物与胃内容物彻底混合、储存，成批定量地经幽门输送达小肠。蛋白质在胃内被初步消化，而高脂溶性的物质如酒精在胃中被少量吸收，碳水化合物、蛋白质、脂肪、维生素、电解质等物质被完全消化吸收的场所则在小肠。小肠内壁表面存在环形褶皱，在多种消化液的辅助下，营养物质在小肠被充分吸收，最后形成的食物残渣在大肠停留1～2天，每天被吸收掉1500～2000毫升的剩余水分，经肠蠕动，将其以粪便的形式排出体外。如暴饮暴食就会完全打乱胃肠道对食物消化吸收的正常规律。

暴饮暴食后会出现头晕脑涨、精神恍惚、肠胃不适、胸闷气急、腹泻或便秘，严重的还会引起急性胃肠炎，甚至胃出血；大鱼大肉、大量饮酒会使肝胆超负荷运转，肝细胞加快代谢速度，胆汁分泌增加，造成肝功能损害，诱发胆囊炎，使肝炎患者病情加重，也会使胰腺大量分泌，十二指肠内压力增大，诱发急性胰腺炎，重者可致人死亡。研究发现，暴饮暴食后2小时，发生心脏病的危险概率增加4倍；发生腹泻时，老年人因失去大量体液，全身血循环量减少，血液浓缩黏稠、流动缓慢，会引发脑动脉栓塞，使脑血流中断，造成脑梗死。一旦出现上述不良后果，症状重者应及时就医，进行正确处理，以防延误病情。

13. 什么是食物中毒？通常哪些食物容易引起中毒？

食物中毒事故时有发生，严重威胁人们的健康和生命安全。食物中毒主要指人们食用了有毒的食物在短时间内引起以急性胃肠道症状为主的一种急性食源性疾患。

食物中毒的潜伏期短，发病急骤，呈暴发过程，中毒症状出现早者一般多在食后1～2小时，出现晚者为1天左右，吃同一食物的人几乎同时发病。如果在某个家庭或集体中突然有多人同时出现恶心、呕吐、腹痛、腹泻，严重者甚至出现休克，那极有可能是发生了集体食物中毒，应及时送医院抢救，同时要保留现场，留取患者的呕吐物、排泄物及剩余食物，送检确诊。

引起细菌性食物中毒的食品主要是动物性食品，如肉、鱼、奶和蛋类等；少数是植物性食品，如剩饭、糯米、凉糕、面类发酵食品等。常见的有毒动植物食用后中毒的有河豚中毒、含高组胺鱼类中毒、毒菌中毒、含氰甙植物中毒、发芽马铃薯中毒、四季豆中毒、生豆浆中毒等。

含氰甙植物中毒，以苦杏仁中毒最多，此外还有苦桃仁、枇杷仁、李子仁、木薯等。

14. 什么是酒精中毒？怎样防治？

酒精又名乙醇，为无色、透明、易挥发的液体。一次大量饮酒可引起急性酒精中毒，也就是我们通常所说的醉酒。

酒精在体内作用广泛，但主要是抑制大脑功能，出现一系列精神及神经系统症状，直接抑制呼吸中枢，使之麻痹，这是酒精中毒致死的原因。

急性酒精中毒一般表现为先兴奋后抑制。先醉话连篇，喜怒无常，继而语无伦次，行走不稳，动作笨拙。重者昏睡、昏迷，有的还呕吐、流涎、头疼，甚至因呼吸循环衰竭而死亡。通常中毒者在知觉丧失超过12小时后有死亡的危险。

据临床观察，酒精中毒时的临床表现可分为三个时期。

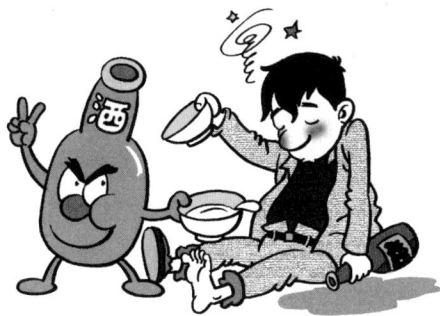

（1）兴奋期：大多面红，少数脸色苍白，眼结膜充血，有欣快感，语言多，情绪激动，喜怒无常，常伴有呕吐，呕吐物和呼气中均有酒精气味。

（2）共济失调期：动作笨拙，步态不稳，语无伦次，呈酩酊状。

（3）昏睡期：皮肤湿冷，口唇轻度发紫，心跳加快，呼吸缓慢并有鼾声，昏睡，瞳孔放大，严重的可因呼吸困难、血液循环衰竭而死亡。

酒精中毒的救治方法如下。

（1）轻度中毒者无须特殊治疗，主要是卧床休息，注意保暖，防止感冒。可喝些淡醋液（将食醋用适量温水淡化）或吃一些新鲜水果，均有醒酒解毒、加快排泄的功能。

（2）中度中毒者应多喝些醋水或白开水，然后用手指等刺激其咽喉部，使其呕吐，将胃内食物及酒精吐出。这一催吐方法很重要，可使体内因逐渐吸收酒精而升高的温度迅速降低，还可减少身体对酒精的吸收。最后让其静卧，并注意保暖。

（3）重度中毒者出现躁动不安或昏睡不醒，口唇发紫，心跳加快，甚至抽搐、昏迷，要立即送往医院治疗，同时让患者俯卧，以免将呕吐物吸入气管和肺内，造成更为严重的后果。

四、遗传、基因与健康

1. 什么是遗传?

遗传就是生物亲代和子代之间的相似现象，是基因由亲代向子代传递的过程，也就是说，父母的基因特征可以传给子女。

遗传在遗传学上主要指遗传物质从上代传给后代的现象。例如父亲是色盲，女儿视觉正常，但她遗传了父亲的色盲基因，并有50%的概率将此基因传给她的子女，使之显现为色盲性状。故从性状来看，父亲有色盲性状，而女儿没有，但从基因的连续性来看，代代相传，因而认为色盲是遗传病。遗传因素对于优生优育是非常重要的。

2. 人的性别是由什么决定的?

生男生女，自古以来就是人们十分关注的问题。那么生男生女是如何决定的呢?

人体细胞的染色体共有23对，其中22对为常染色体，1对为性染色体，就是这1对性染色体决定了人的性别。性染色体有2种：X染色体和Y染色体。女性的性染色体是2条大小、形态都相同的X染色体；男性的性染色体则不相同，1条是X染色体，1条是较小的Y染色体。

由于女性的性染色体是XX，只能形成1种卵子，即含1条X染色体的卵子；男性的性染色体是XY，可形成2种精子，即分别含X染色体的精子或Y染色体的精子。含X染色体的精子与卵子结合形成XX合子，发育成女孩；含Y染色体的精子与卵子结合形成XY合子，发育成男孩。在受精时2种精子与卵子的结合是随机的，其概率均等，也就是说形成XX合子与XY合子的概率各占50%。因此，下一代中男女性别的比例大致相等。

上述决定性别的X-Y机理有两大特点：①性别是在受精（受孕）的那

一瞬间就决定了的，此后孩子的遗传性别就无法改变；②在人类性别上起决定作用的是精子，一个卵子发育成男孩或女孩，取决于使之受精的精子是含Y染色体，还是含X染色体，因此生女孩时责怪女方是毫无根据的。男方每次射精排出几亿个精子，其中含X染色体的精子和含Y染色体的精子各占50%，至于是哪种精子受精，完全是随机的、不以人的意志为转移的。

3. 人的高矮胖瘦与遗传有关系吗?

为什么人会有高矮胖瘦？高矮和胖瘦，是人体身高和体重的外在表现，一般与先天及环境两大因素有关。那些极端的过高或过胖的例子多半是由于疾病所致。

人的身高和体重有其正常范围。医学认为，成年男子身高不足1.45米，女子不足1.35米，都属矮小；若成年之后，身高在1.20米以下，多认为是病态。至于身高多少算高个子，还无明确的数值。体重超过多少算胖？医学上规定超过标准体重20%为胖，低于标准体重10%为瘦。

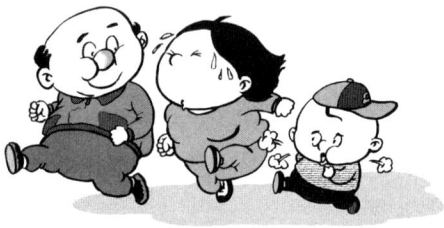

家族遗传是先天因素中重要的一环。父母都高或都矮，所生子女多半也高或矮；父母一矮一高，子女就取乎于中，成为中等个子，这是通常的规律。胖有没有遗传性？双亲都肥胖的子女有53%的概率成为大胖子，但如果父母仅有一方肥胖，子女肥胖的概率便下降到40%。

营养与人的高矮胖瘦的关系十分密切，这是环境影响的重要因素之一。能使人长高或增重的另一环境因素是体育锻炼。对一个正在长身体的孩子来说，坚持体育运动，身长比同龄不锻炼的孩子要高3～8厘米，体重也会重3～6千克。如果原来就肥胖，但积极参与长跑或游泳等运动项目会有减肥效果。

疾病也能使人消瘦，尤其是发烧、慢性消耗性疾病，以及代谢失常、不能进食等的病症。相反，有些疾病能使人变胖，如肥胖性生殖无能症（下丘脑病变）、脑垂体肿瘤、肾上腺皮质机能亢进症、甲状腺机能减退及性腺机能减退（如双侧卵巢被切除、男子睾丸发育不全等），都会使人的体重异乎寻常地增加。

有些病还能使身高改变。例如患巨人症的人身高往往超过2米，最高的可至2.5米。这种病的根源在脑垂体，如脑垂体有肿瘤，能刺激生长激素的大量分泌，于是人就猛长。必要时可手术切除瘤体。

除能使身体猛长的病症外，还有使人长不高的病，称为"侏儒症"。其原因很多，有的是脑垂体病变导致生长激素分泌不足，有的是甲状腺机能减退形成呆小症，有的是由于性早熟导致骨骺早闭，或童年时期得血吸虫病等影响生长发育的疾病。只要孩子的身高和同年龄、同性别、同种族的相比矮30%以上，大人就要注意，赶紧就医，以便及时发现病因，对症治疗。

4. 为什么近亲不能结婚？

有资料表明，近亲结婚所生的子女患痴呆症的机会比非近亲结婚所生的子女高150倍；近亲之间的婚配，其后代20岁以前的死亡率比非近亲结婚的高8倍多。

近亲为什么会使后代遗传病的发病率增高？这要从遗传学角度来解释。生物的遗传是通过基因传递信息来完成的，基因是遗传的物质基础，通过生殖细胞（精子和卵子）传给后代，从而使父代的性状特点在子代得以表达。近亲意味着男女双方有共同的祖先，如果携带致病基因的话，近亲婚配会使两个致病基因相遇的概率增加，即患遗传病的概率增加。亲缘关系越近，基因相同的可能性越大，婚后子代中患常染色体隐性遗传病或成为携带者的可能性就越大，这也是常染色体隐性遗传的传递特点。

人大约有5万个基因，这些基因一半来自父亲，另一半来自母亲，即每个子女与父母之间的基因有1/2可能相同，因此同胞兄弟姐妹之间的基因也有1/2可能相同。而祖孙、叔侄、舅甥等之间的基因则有1/4可能相同。同样道理，表兄妹、堂兄妹等之间的基因则有1/8可能相同。某些遗传性疾病的致病基因是隐性的，如双亲中一方带有这种基因，而另一方不带，则可使致病基因被掩盖，所以后代不发病。只有当夫妇双方都携带这种隐性基因时，后代才可能发病。如前所述，近亲结婚，双方携带有相同基因的可能性明显大于一般群体。

以白化病为例，本病以全身皮肤、毛发白化为特征。群体中携带这种致病基因的概率为1/50，如果非近亲结婚，则子代中发病的概率为1/10000，假如是表兄妹之间近亲结婚，则子代中发病的概率为1/1600，要比非近亲结婚高5倍多。目前已发现的常染色体隐性遗传病有1232种，除白化病外，较常见的还有先天性聋哑、小头畸形、苯丙酮尿症、半乳糖血症等。近亲结婚除使隐性遗传病发病率升高外，还可使多基因遗传病发病率升高，常见的有脑积水、脊柱裂、无脑儿、精神分裂症、先天性心脏病、癫痫等。

5. 为什么有的疾病会遗传给下一代？怎样预防？

遗传性疾病是指父母的生殖细胞，也就是精子和卵子里携带带病基因，然后传给子女并引起发病，而这些子女结婚后还会把病传给下一代。这种代代相传的疾病，医学上称之为"遗传病"。

目前已知由遗传物质变异而引起的疾病有3000多种。遗传病的特点是先天性、终生性和遗传性。遗传病可影响几代人的健康。为达到优生、提高人口素质的目的，应普及遗传病知识，重视产前诊断，减少和避免遗传病患儿的出生。

预防遗传性疾病应注意以下几点：①避免近亲结婚。近亲婚配所生的子女智力比非近亲结婚所生的子女差很多，且发病率高。②避免高龄生育。生育年龄最好不超过35岁，因为高龄产妇的细胞老化，易受外界病毒感染，受精后形成的个体易发生染色体疾病。③积极进行遗传咨询。例如高龄产妇、有遗传病家族史、夫妻一方是染色体畸变携带者、有生育畸形儿史、有多次流产史、有接触放射性元素史的夫妻，在决定怀孕前均应找医生咨询。④及时中止妊娠。如果已经怀孕，经检查发现有严重疾病时，应尽快中止妊娠。

6. 色盲是不是遗传病？怎样矫正？

全世界共有2亿多色盲患者，且每年有400万色盲婴儿诞生。色盲给患者的生活和就业带来了诸多不便。色盲是一种视觉缺陷，由于视网膜的视锥细胞内感光色素异常或不全，以致患者缺乏辨别某种或某几种颜色的能力。

色盲属于X连锁隐性遗传病。患者不能正确区分颜色。决定此病的色盲基因是隐性的，位于X染色体上。由于是X连锁隐性遗传，所以色盲的男性发病率远大于女性发病率，患者往往为男性。

后天性色盲多由于视神经病变和视网膜与脉络膜病变所致，可针对病因给予不同的治疗。先天性色盲与基因有关，目前医学界还无法通过基因方面的技术解决先天性色盲问题。但是色盲患者可以通过配戴色盲矫正眼镜，达到正常的视觉效果。

7. 哮喘会遗传吗？怎样预防？

许多研究认为，支气管哮喘（简称"哮喘"）有一定的遗传倾向。哮喘除受环境因素影响外，也受遗传因素影响，一般认为遗传因素占80%，环境因素占20%。

哮喘虽然无法治愈，但可以预防。患病者应坚持有规律的积极治疗，发病时及时恰当地用药，缓解期积极采取相应的预防措施，如注意个人和工作、生活环境卫生，戒烟戒酒，避免接触过敏源等，一般青春期以后，大多数孩子的哮喘症状都会有所缓解。

同时，母乳喂养也能够防止孩子哮喘和过敏性皮疹的发生。有过敏症家族史的孩子最好在1岁以前不吃奶制品，2岁之前不吃鸡蛋清，3岁之前不吃花生酱和海鲜制品。另外，减少孩子与花粉、宠物的接触也能降低患哮喘和鼻子过敏的概率。尤其是当发现孩子有哮喘的迹象时，比如孩子总是不间断地咳嗽或者喘息，就要及时带孩子去医院诊治，因为及早治疗至关重要。

8. 白血病会不会遗传?

白血病的确切病因至今尚未明确。有关研究表明，病毒可能是主要的因素，此外尚有遗传、放射、化学毒物和药物等因素的影响。早在100多年前，已有人提出在白血病的发病中遗传因素可能起着一定的作用。

经研究证实，遗传因素、染色体及基因异常之间具有密切的联系。某些白血病的发生与遗传因素有关，虽然说并非所有的白血病都有遗传倾向，但临床上确实发现某些白血病在某一人种（如白种人）、某些遗传性缺陷病人和某些家族中较容易发生。同卵双生的人中，若一人患急性白血病，则另一人患急性白血病的概率是25%，显著高于普通人（5/100000），所以说某些遗传因素可能会对白血病的发病产生影响。

虽然某些白血病的发生与遗传因素关系密切，但日常所见的绝大多数白血病不属于遗传性疾病。

白血病一般不会传染，但是与白血病患者密切接触的人还是需要有一定的自我保护意识，如注意个人卫生，生活用品、饮食器具与患者分开等。

9. 怎样预防先天性白内障?

白内障是一种进行性晶状体浑浊病变,一般认为吸烟和类固醇激素是诱发白内障的危险因素,饮食质量不高及经常无保护地暴露于日光下也会促进白内障的形成。

先天性白内障是胎儿在发育过程中晶状体发育、生长障碍所引起的,发生原因有内源性和外源性两种:内源性与染色体基因有关,有遗传性;外源性是指母体或胎儿的全身性疾病对晶状体造成的损害,如母亲在妊娠前3个月内患病毒性感染疾病,如风疹、麻疹、水痘、腮腺炎等,或甲状腺机能不足、营养不良、维生素缺乏等,均可引起先天性白内障。

预防新生儿先天性白内障应从母亲怀孕时做起,怀孕前3个月应做到杜绝不良生活习惯,保持健康的生活方式,尽量避免感冒,减少感染病毒的机会,不乱用药。有家族遗传白内障史者,应在孕中期做羊水穿刺检查,发现胎儿可能携带白内障显性基的,应中止妊娠。

10. 乙肝病毒会遗传吗? 怎样预防?

乙肝病毒携带者是指乙肝表面抗原(HBsAg)阳性持续6个月以上,但很少有肝病相关症状与体征,血清丙氨酸氨基转移酶(ALT)基本正常的慢性乙肝病毒(HBV)感染者。

很多人认为乙肝病毒会遗传给下一代,其实这是一种错误的认识。乙型肝炎或乙肝病毒携带者所生子女确实极易被传染,这是由于母体内存在大量乙肝病毒,在怀孕后期、分娩过程或哺乳阶段都会传染给婴儿,大多数新生儿在分娩过程中就已经被传染,所以新生儿一出生就携带有乙肝病毒,这就使得人们产生了乙肝病毒会遗传的误解。

遗传性疾病是基因缺陷所致的一类疾病,由亲代或隔代遗传,往往不能治愈。而乙肝病毒携带者并非基因缺陷性疾病,孩子只是感染并携带了来自母亲或父亲体内的乙肝病毒。其实乙肝病毒携带者是可以预防传染给下一代的，尤其是对于母婴垂直传播者，应用母婴阻断疗法预防新生儿成为新的乙肝病毒携带者，有效率可达90%以上。

目前多采用注射乙肝免疫球蛋白的方法，在孕妇怀孕7～9个月、婴儿刚出生和满月时各注射一次乙肝免疫球蛋白，同时在婴儿刚出生、满月和6个月时各注射一次乙肝疫苗，可完成母婴阻断疗法。新生儿出生后必须在24小时（越早越好）内注射乙肝疫苗，并按照规定注射足3针，这样才能有效地阻断传染。

11. 怎样预防遗传性癌症？

癌症主要由环境因素引起，但遗传也起着一定的作用，有的家族几代人都会患同一种癌症。

癌症是由环境与遗传因素相互作用引起的，有些人更易患某种癌症，说明这些人对某种癌症具有遗传易感性。下述癌症比其他癌症更具有遗传倾向。①儿童视网膜母细胞瘤。这种病多见于儿童，绝大多数在3岁前发病，带有此类异常基因的人有80%～90%的概率患上此病。②结肠癌。结肠癌患者的子女有50%的概率患上此病。③乳腺癌。乳腺癌患者的姐妹和女儿的发病率增大，是一般妇女患上此病概率的3倍。④胃癌、食道癌。遗传性不算高，但也发生过家族聚集性发病，主要是由于染色体和基因的改变所导致的。

癌症的发生是内外因相结合作用的结果。因此，有遗传倾向的人只不过是具备某种内因，如果没有跟外在的致癌因素（如放射线、吸烟等）长期反复接触产生作用，一般不会患癌症。

有遗传倾向的人包括家族中有3个或3个以上的近亲曾患一种或多种癌症；两代中都有癌症患者；家族中有人患癌症的年龄比一般人早得多；家族中有人在几个部位发生2种以上原发癌。有遗传倾向的人比普通人群更容易患上癌症。

要预防癌症，不论是不是遗传性体质，都要养成科学的饮食习惯和生活方式，如多吃新鲜蔬菜、水果，不吸烟，少喝酒，少吃高脂肪和烧烤类的食物；改善睡眠质量；选择适合自身特点的体育运动项目（如散步、打球、跳舞、做操等），坚持锻炼身体；尽量避免接触不必要的电磁辐射和射线（看电视时要坐在离电视屏幕宽度3倍以上的地方，少接触微波炉等）；保持稳定、乐观的心态和每年定期进行体检都是非常重要的。

12. 什么是隔代遗传？有什么预防方法？

从遗传学的角度看，致病基因是代代相传的，个体如没有从亲代继承到某个特定的致病基因，那么其后代一般也不必担忧此种致病基因所带来的遗传病。但也有一些遗传病是隔代遗传的，遗传学上称之为"伴性遗传"。

伴性遗传病患者绝大多数为男性，追踪其家族发病的情况可以发现，患者的母亲是健康人，但其外祖父却是患者。伴性遗传有两个特点：①从外祖父传给外孙，跳过母亲这一代，有明显的隔代遗传现象；②患者均为男性，因此本病有传男不传女的现象。

为什么这种伴性遗传病都是隔代遗传呢？是因为这种病是隐性遗传病，并且都是通过女性传递的。女性虽不发病，却是伴性遗传病致病基因携带者，并将这种致病基因传递给其子代中的男性。比如甲型血友病，它的发病基因是位于X染色体上的第八凝血因子突变所致，是一种典型的隐性遗传病，其发病者均为男性。由于父亲遗传给儿子的性染色体只是Y，传给女儿的则是唯一的一个带致病基因的X染色体，所以患血友病的男人，他的儿子完全正常，女儿虽然表现正常，但全部为致病基因的携带者，她们结婚后所生的男孩约有50%的概率将患有外祖父的遗传病。

由此可见，伴性遗传病虽有隔代现象，但致病基因都是通过患者女儿传递下去的。预防遗传病患儿的出生，是极为重要的一环。禁止近亲结婚，是减少遗传病的一项重要措施。通过婚前检查，了解男女双方有无基因缺陷或带有致病基因，将可以有效地指导他们优生优育，如带有血友病基因的女性，所生的男孩将有50%患血友病的概率，她可以通过产前检查，避免这类患儿的出生。现在临床上应用羊膜穿刺等胚胎检测技术，在怀孕的初期就可以确定胚胎是否有遗传缺陷。

五、运动、睡眠与健康

1. 运动与健康有什么关系?

世界卫生组织给健康所下的定义: 健康是指生理、心理及社会适应三个方面全部良好的一种状况, 而不仅仅是指没有生病或者体质健壮。

由于休闲和娱乐方式的改变及现代化程度的提高, 现代人与上几代人相比, 大约少消耗1/3的体力, 因此缺乏体力劳动和体育运动的现象更加普遍。现代生活和工作方式的改变, 使人们的健康受到很大的威胁。

缺乏运动可使人体新陈代谢功能下降, 使人患肥胖症、糖尿病、高血压病、脑卒中、心脏病的可能性要比坚持合理运动的人高出5～8倍, 心脏功能早衰10年以上, 动脉硬化、肾病、胆石症、骨质疏松症、癌症、精神抑郁症的发病率也明显升高。

适量的运动要消耗体内的能量, 从而需要呼吸系统加大工作量, 进行超常规速度和深度的呼吸, 血液循环也随之加快。体育运动不仅使身体更健康, 还可预防心血管疾病, 并产生良好的心理效应, 促进心理健康。所以说, 健康离不开适当的运动。

2. 劳动能不能代替运动?

劳动对增强体力有一定的效果, 特别是体力劳动, 确实可以起到一定的锻炼身体的作用。但是, 劳动和体育锻炼终究是两回事, 劳动是不能代替运动的。

限于工作特点和劳动方式, 人们所从事的体力劳动多数表现为一种单一的重复动作, 而且大多是限于身体局部反复活动和固定姿势的动作, 因此对身体的影响只能局限在某些部位的组织和器官, 往往只能有一个或几个肌肉群得以活动, 长年累月单一重复的体力劳动很容易使人感到疲劳。

长时间局部劳动的结果很可能造成职业性的缺陷或疾病，如腰肌劳损等。由此可见，认为从事体力劳动的人就不需要参加体育运动是不正确的。

体力劳动者应该参加适当的体育运动，这有利于从疲劳中恢复，有利于身体全面发展，自然有益健康。而且参加体育运动能够起到"强筋骨、增知识、调感情、强意志"的作用，使人筋骨强壮、手脚灵活、思维灵敏、精神焕发，从而达到身体健康和心理愉悦的目的。

3. 从事体力劳动的人怎样选择合适的运动？

任何一种体力劳动都是一部分肌肉活动多一些，另一部分肌肉活动相对少一些，即肌肉活动具有一定的局限性。因此体力劳动者在选择运动时，应特别注意弥补这种局限。

如经常弯腰劳动的农民，呼吸系统得到的锻炼相对少一些，进行锻炼时就应有意识地多做呼吸扩胸运动及伸展运动，以增强呼吸功能，增加肺活量。在车间开车床的工人及纺织女工，由于整日站着工作，容易患腰腿痛、下肢静脉曲张等，锻炼时应注意全身各部位的活动。

对于体力劳动者来说，如果劳动时动作主要集中于上肢，在选择运动项目时应着重活动下肢；反之，则应着重活动上肢。体力劳动者应针对身体缺乏活动的某一部位重点进行锻炼，这样不仅可以使全身肌肉得到均匀的锻炼，还有助于消除疲劳、增强体质，防止职业病的发生。

4. 青壮年怎样安排运动方式和时间？

青壮年时期正是人生承上启下，生活、工作、精神压力最大的时期。随着社会的发展和现代化进程的加快，社会竞争不断加剧，生存压力不断加大。与此同时，由于科学技术的发展，工作方式与生活方式的改变，出门坐车，上下楼乘电梯，办公采用自动化等，使许多人严重缺乏体育运动。这些不健康的生活方式会导致各种慢性疾病的发生。

青壮年比较适合参加有氧运动，有氧运动后能增加氧气的吸入、运输及利用。活动强度控制在中强度，也就是说一般稍有气喘和出汗就可以了。每天进行0.5～1小时，每周进行3～5次运动，比如参加一些慢跑、球类活动和健美操等项目。

5. 中老年人怎样选择适当的运动方式？

（1）选择运动速度和运动量易于自我控制的运动，如散步、慢跑、做操、游泳、气功、太极拳、八段锦、自我按摩操等。不宜选择速度快、强度大的运动，如短跑、跳跃、翻滚、举重、篮球、足球等对抗性强、技巧性强的运动。

（2）不要选择引体向上、俯卧撑、举杠铃等有憋气动作的运动。要避免手倒立、头倒立等运动。

（3）要选择好的运动环境。运动宜选择在公园、绿化地带或林间。一般情况下不要在硬马路上、石板地上进行跑步或步行锻炼。

（4）要选择适宜的运动时间。在温暖的季节，以清晨为好，这时环境中尘埃较少。在寒冷的季节，则在太阳出来后，空气稍微暖和时运动较好，一般以上午9～10时为宜。这一方面可避免太冷的空气对呼吸道的刺激，另一方面空气稍微暖和后凝滞在地面的有害气体升腾散去，空气较为洁净。

6. 不同年龄段的人每天分别需要多少睡眠时间？

人睡得好就会感到身心舒适，工作、学习效率也会提高。但是人究竟需要多少睡眠时间呢？研究睡眠的专家发现，睡眠时间随着年龄的增长而变化。准确地说，从襁褓到耄耋之年，人的睡眠时间会持续减少，每个年龄段都有自己特殊的标准睡眠时间。

（1）婴儿阶段。从刚出生到满周岁的婴儿需要的睡眠时间最多，大概每天要睡16个小时。

（2）1～4岁。这个年龄段的幼儿夜里要睡12个小时，一些孩子在白天还需要小睡1~3个小时。

（3）5~12岁。5~10岁的儿童睡12个小时是必要的，中午要尽可能地小睡一会。年龄再大一些的儿童睡8~10个小时就足够了。

（4）13~20岁的青少年。这个年龄段的青少年通常习惯于每天8小时的睡眠。想要让他们睡得更好，就应该注意，只能在周末晚睡，平常从0时到6时要定为严格不变的睡眠时间。

（5）21~30岁的年轻人。有8小时的睡眠就足够了。中午小睡一会（0.5~1小时）对身体有益。

（6）31~60岁的成年人。研究表明，30岁以上的成年男子需要6.5小时的睡眠时间，妇女需要的时间多一些（7.5小时），原因是更年期连续睡觉的节律有所改变。成年人睡得更好的方法是尽可能地遵守固定的睡眠时间。

（7）60岁以上的老年人。晚上睡觉的时间变得越来越短，7个小时甚至5.5个小时就足够了。此外，睡眠比较浅，深睡时间不多。但是，老年人更需要睡午觉。老年人睡得好的诀窍是，卧室尽可能保持安静，以缩短午觉时间来延长夜间的睡眠时间。

7. 为什么有的人会失眠？

世界卫生组织对失眠的定义：入睡困难、保持睡眠障碍或睡眠后没有恢复感；至少每周3次并持续至少1个月；睡眠障碍导致明显的不适或影响了日常生活；没有神经系统疾病、使用精神药物或其他药物等因素导致的失眠。

很多因素可造成失眠，有精神因素诱发的，有机体疾病引起的，年龄大小、文化程度、生活习惯、工作环境和睡眠条件等因素与失眠有着密切的关系。心理因素造成的失眠往往被人们所重视，心理因素对身体的影响是导致人体机能失调的主要原因之一，如情绪不稳定、心情忧郁、过于兴奋、生气愤怒等均可引起失眠。从临床上来看，由生理因素、疾病因素、药物因素及饮食因素所致的病例数远远少于由心理因素所致的病例数。换言之，心理因素已经成为现代人失眠的主要原因。

8. 怎样提高睡眠质量?

睡眠的好坏，不仅取决于睡眠的量（时间长短），更取决于睡眠的质（深度），深沉的睡眠比长时间的睡眠更重要，好的睡眠质量应该是醒后全身轻松、疲劳感消失、思路清晰、精神饱满、精力充沛。想提高睡眠质量，可采取以下做法。

（1）坚持有规律的作息时间，周末也不要睡得太晚。

（2）睡前勿暴饮暴食。不要喝太多的水，因为晚上不断地上厕所会影响睡眠质量；晚上不要吃辛辣、油腻的食物，因为这些食物也会影响睡眠质量。

（3）睡前远离咖啡和尼古丁。建议睡觉前8小时不要喝咖啡。

（4）选择锻炼时间。下午锻炼是帮助睡眠的最佳选择，而有规律的锻炼能提高夜间睡眠的质量。

（5）保持室温稍凉。卧室温度稍低有助于睡眠。

（6）大睡要放在晚间。白天打盹可能会导致夜晚睡眠时间被"剥夺"。白天的睡眠时间要严格控制在1个小时以内，且不能在下午3时后睡觉。

（7）保持环境安静。关掉电视机和手机，因为环境安静对提高睡眠质量是非常有益的。

（8）舒适的床。一张舒适

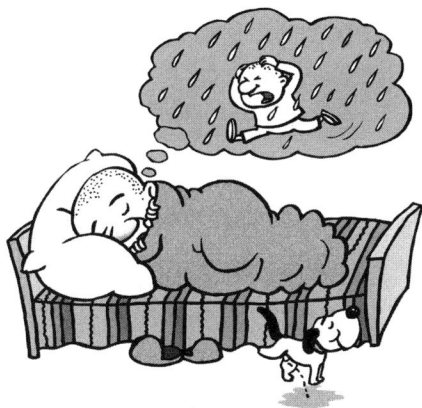

的床能给人提供一个良好的睡眠空间。

（9）睡前洗澡。睡觉之前洗一个热水澡有助于放松肌肉，可让睡眠质量更好。

（10）不要依赖安眠药。在服用安眠药之前一定要咨询医生，建议连续服用安眠药不要超过4周。

9. 在睡眠中出现呼吸暂停，对健康有什么影响？

睡眠呼吸暂停是患者在熟睡时出现几秒钟（甚至1分钟）的呼吸暂停现象，反复发生睡眠呼吸暂停会导致低氧血症、高碳酸血症、血中pH值下降、失代偿，反复出现这些情况会发生病理及生理的改变，如精神、心脏、心血管、内分泌等改变，长期如此将大大地损害患者健康。

10. 打呼噜是不是疾病的反映？怎样治疗？

如果正常人在非常疲劳或饮酒后出现一次打呼噜的现象，这不是疾病的反映，但如果每次睡眠都打呼噜，则有可能是疾病的反映，应该到医院进行睡眠监测，以记录睡眠过程中的心电、脑电、血液中氧含量等，并进行分析，以诊断是否患有睡眠呼吸暂停综合征。

治疗打呼噜的方法有手术治疗、机械通气治疗、现代中西药物治疗、阻鼾器治疗等。

11. 睡觉姿势对健康有什么影响？

（1）仰卧。优点是不压迫身体脏腑器官。缺点是容易导致舌根下坠，阻塞呼吸道。打呼噜和有呼吸道疾病的人不宜。

（2）俯卧。优点是有助于口腔异物的排出，同时对腰椎有问题的人有好处。缺点是压迫心脏和肺部，影响呼吸，患有心脏病、高血压病、脑血栓的人不宜选择俯卧。

（3）左侧卧。由于人体心脏位于身体左侧，左侧卧会压迫心脏、胃部，尤其是患有胃病、急性肝病、胆结石的患者不宜采用。

（4）右侧卧。优点是不会压迫心脏，睡眠有稳定感。缺点是影响右侧肺部运动，不适合肺气肿患者。

六、防病保健康

1. 怎样提高人体的免疫力?

（1）保持充足的睡眠可以提高人体免疫力。免疫学家通过试验发现，充足的睡眠可使体内的淋巴细胞数量明显上升。而医学专家的研究表明，睡眠时人体会产生一种称为"胞壁酸"的睡眠因子，此因子促使白血球增多，巨噬细胞活跃，肝脏解毒功能增强，从而将侵入的细菌和病毒消灭。

（2）保持乐观的心态可以使人体维持在一个最佳的状态。当今社会，人们面临的压力很大，巨大的心理压力会导致对人体免疫系统有抑制作用的荷尔蒙成分分泌增多，使人体容易感冒或受到其他疾病的侵袭。

（3）限制饮酒可以增强免疫力。酒精会对人体产生不良影响，降低机体免疫力。虽然喝葡萄酒可以降低胆固醇，但也应该限制在每天一小杯，过量饮用会给血液与心脏等器官造成伤害。

（4）适当运动可以增强机体抵抗力，促进健康。晚餐后散步是一项很好的运动。

（5）每天适当补充维生素和矿物质。专家指出，身体抵抗外来侵害的"武器"，包括干扰素及各类免疫细胞的数量与活力都和维生素、矿物质有关。

（6）改善体内生态环境。研究表明，以肠道双歧杆菌、乳酸杆菌为代表的有益菌群具有广谱的免疫原性，能刺激负责人体免疫的淋巴细胞分裂繁殖，同时还能调动非特异性免疫系统"吃"掉包括病毒、细菌、衣原体等在内的各种可致病的外来微生物，产生多种抗体，提高人体免疫力。

2. 怎样预防流行性感冒?

在流感高发的冬、春季节，采取一些措施可以预防流感。

（1）加强体育锻炼，增强体质。在冬、春季节要注意防寒保暖，尽量减少发生流感的诱因。在流感流行期，尽量少去公共场所。若家人患病，要对其进行隔离并做好室内的消毒。食醋熏蒸法对预防流感有良好的效果，食醋用量按每立方米5～10毫升，加水稀释1倍，置火炉上用文火加热到食醋挥发完，每天1次，连用3天，可有效控制流感病毒的传播。与流感患者接触时，最好戴口罩。

（2）根据防疫部门预测，注射流感疫苗可有效预防流感。

（3）适当的药物预防。金刚烷胺类药物对甲型流感有预防效果，也可用中药贯众、板蓝根、藿香、生甘草各9克煎服，每天1剂，连用3天。

3. 什么是中风？怎样预防和急救？

中风是人们对急性脑血管疾病（脑血栓、脑梗塞、脑出血）的统称，具有发病急、病情危重、后遗症严重、致残率高、合并症多的特点。

预防中风要注意以下几个方面。

（1）控制血压，保持血压稳定在一定范围内。遇到一过性脑缺血发作（征兆），应立即去医院检查、治疗。一般中风发病的危险时间是在一过性脑缺血发作后的2～4周内。需重视对糖尿病、心脏病、动脉硬化等疾病的治疗，这些都是中风的发病诱因。

（2）坚持适当体育锻炼，降低血脂，增强体质。

（3）减少食盐摄入量，少吃甜食和动物脂肪，多吃含钾食物，如鱼类、豆制品、蔬菜、瓜果等，防止便秘。不喝烈酒，不酗酒，少喝含咖啡因的饮料。

（4）控制情绪，保持乐观心态。保持心胸开阔，心态平稳，不要心急气躁。

（5）定期检查身体，及早掌握病情变化，防止意外发生。

突发中风时，应采取以下措施进行急救。

（1）观察患者的生命体征，用电话紧急联系120急救中心。

（2）在患者倒下的地方就地抢救，若必须移动时千万要小心。

（3）切忌对脑卒中患者摇晃、垫高枕头、前后摆动或摁头部等。

（4）患者意识清楚的，可让患者仰卧，不需垫枕头，头部略向后，以开通气道，并要盖上毛毯以保暖。

（5）寒冷会引起血管收缩，因此要保持室内暖和，并注意室内空气流通。有大小便失禁者，应脱去患者的裤子，为其垫上卫生纸等。

（6）脑卒中患者呕吐时，应脸朝向一侧，让其吐出，以防堵塞气道。

（7）脑卒中患者抽搐时，要迅速清除患者周围有危险的东西。用手帕包着筷子放入患者口中，以防抽搐发作咬伤舌头。

（8）失去意识的患者，应维持仰卧体位，不要垫枕头，以保持气道通畅。如果患者没有心跳和呼吸，要立即使用心肺复苏术进行抢救。

4. 心脏病发作前有哪些征兆？

心脏病发作前和发作时常常出现一些征兆，但也容易被人们忽视，以致贻误了诊治时机。要注意这些征兆，及时进行治疗。常见的征兆有以下六点。

（1）胃部不适。心脏病引起的胃部不适与一般的胃病不同，心脏病引起的胃痛很少会出现绞痛和剧痛，压痛也不常见，只是有一种憋闷、胀满的感觉，有时还伴有钝痛、火辣辣的灼热感及恶心欲吐感，大便后会有一些缓解，但不适的感觉不会完全消失。

（2）下颌骨疼痛。疼痛扩散到下颌骨两侧，有时还扩散到颈部一侧或双侧。疼痛有时也可发生在颈部。

（3）前臂和肩膀疼痛。尽管左臂和左肩受到影响最为常见，但疼痛严重时也会放射到右臂。尽管疼痛不太严重，但举手抬臂会很困难。疼痛一般为钝痛，不会扩散到手腕、手指，通常仅限于前臂内侧。当心脏病发作时，患者自己很难确定疼痛产生的具体部位。

（4）呼吸急促。有些心脏病患者除常见的症状外，走动时还会出现呼吸急促、一呼一吸拉长或喘不过气的现象，这种呼吸困难常被人们称为"气不够用"。静坐几分钟后，呼吸似乎恢复正常，但是当患者重新走动时，喘息又开始，这种喘息常常被人们忽视，尤其是老年人。

（5）疲劳感。快步急走之后出现严重疲劳感，疲劳得连伸直身子的力气都没有。疲劳感并不局限于身体的某个部位，而是全身性的。如感到前所未有的严重疲劳，就应立即到医院检查。

（6）异样感觉。约有20%的心脏病患者在发作前有一段相对"平静"的时期，这个时期常常不引人注意，就连医生有时也会忽视。很多幸存者事后都说，在心脏病发作之前的几小时、几天甚至几个星期，身体就有异样的感觉。对此，专家提醒说，如果感到身体不适，就应该找医生检查。

如果出现了上述症状，该怎么办呢？专家建议，首先注意观察，如果症状持续时间超过15分钟，不管疼痛和不适感有多么轻微，都应及时请医生诊断。要了解有关心脏病的医学知识。救治心脏病患者，要想取得最佳治疗效果，关键在于及早治疗。

5. 怎样预防高血压？

1999年世界卫生组织公布的血压标准：如果成人收缩压大于或等于140 mmHg，或（和）舒张压大于或等于90 mmHg为高血压，也就是说不论是收缩压还是舒张压，只要有一个超过正常值，就是高血压。

预防和控制高血压，要注意以下几个方面。

（1）减少食盐摄入量。每天摄入盐量应少于5克，大约为小汤匙的半匙。

（2）合理膳食。饮食应限制脂肪的摄入，多食新鲜水果、蔬菜、鱼、蘑菇、低脂奶制品等。

（3）合理减肥，控制体重。最有效的方法是适度节制饮食，减少每天摄入的总热量；增加运动量，包括快步走、慢跑、游泳等。

（4）戒烟限酒。烟草中含有尼古丁，能刺激心脏使心跳加快，并使血管收缩，血压升高。大量饮酒，尤其是烈性酒，可使心跳加快、血压升高。

（5）体育运动。适当的体育运动可增强体质，每次运动时间一般以30～60分钟为宜，强度因人而异，量力而行。

（6）保持乐观心态，减少心理压力。注意劳逸结合，保持心情舒畅，避免情绪大起大落和脾气暴躁。

6. 呕血和便血可能是患了什么病？

（1）呕血。指患者呕吐血液，常由于上消化道，如食管、胃、十二指肠、胰腺、胆管及胃空肠吻合术后的空肠等部位急性出血所致。如果出血较少且在胃内停留时间较长，因血红蛋白受胃酸作用，转化为酸化正铁血红素，呕吐物呈咖啡残渣样的棕黑色。呕血也可因某些全身性疾病所致。

（2）便血。很多情况下，上消化道出血的血液会自下排出。如突然大量出血，肠蠕动过度，再加上呕吐反射的迟钝，可排出暗红色或相当新鲜的血便。若血液在肠内存留时间较长，则可呈柏油样黑便。多见于上消化道溃疡出血、胃肠息肉、小肠出血、肿瘤、肛周疾病，以及一些血液病、寄生虫病等。

7. 什么原因会引起腹泻？怎样预防？

（1）引起腹泻的原因很多，主要有以下五方面的因素。

①肠道感染性疾病。慢性细菌性痢疾、慢性阿米巴痢疾、肠结核、慢性血吸虫病、菌群失调及梭状芽孢杆菌肠炎、肠道真菌病等。

②肿瘤。大肠癌、淋巴瘤、类癌综合征、胃肠道激素细胞瘤等。

③肠道非感性炎症。炎症性肠病（克隆病和溃疡性肠病）、放射性肠病、尿毒症性肠炎、胶原性肠炎等。

④小肠吸收不良性腹泻。原发性的有热带性口炎性腹泻及非热带性口炎性腹泻；继发性的有胰液或胆汁分泌不足，如慢性胰腺炎、胰腺癌、胆汁性肝硬化、肝外性胆管梗阻等，小肠吸收面积减少如短肠综合征、小肠—结肠吻合术或瘘道等。

⑤功能性及全身性腹泻。肠易激综合征、甲状腺功能亢进、糖尿病、慢性肾上腺皮质功能减退、多发性动脉炎、硬皮病等。

（2）预防腹泻要采取以下措施。

①注意饮食卫生。饭前便后要洗手，厨房砧板要生、熟分开，饮食器具每隔3～5天就要用沸水浸泡1次或煮沸消毒10分钟。食物要充分加热煮沸后再吃，不吃生冷、难消化的食物，不吃刺激性大的食物，如辣椒、大蒜等，不吃腐败变质的食物，不吃病死的牲畜和家禽，不喝生水。

②腹部保暖。要注意腹部保暖，避免着凉。寒冷季节要及时添衣，夏季乘凉也不宜袒露腹部。

③心情开朗。由于精神紧张、情绪激动会影响胃肠道功能，培养良好的心理状态、开阔的心胸，调节好情志是十分必要的，尤其是在就餐的时候，切忌恼怒生气。

④加强身体锻炼，促进胃肠功能，提高抵抗力。

⑤慎用药物。发生腹泻，首先要弄清发病原因，根据不同的病因采取相应的治疗养护措施，不能简单地一概服用止泻药和抗生素。

8. 什么是破伤风？应该怎样预防？

破伤风是由破伤风杆菌侵入人体伤口后生长繁殖、产生毒素而引起的一种急性特异性感染，表现为全身抽搐、肌肉痉挛、呼吸困难，其死亡率高达20%～30%。破伤风杆菌不能侵入正常的皮肤和黏膜，但出现开放性损伤，均有可能感染破伤风杆菌。

预防破伤风，应做好下面几项工作。

（1）伤口处理。使用3%双氧水清洗或湿敷伤口，通过无菌技术清创，去除缺血坏死和已被污染的组织异物，有效地止血和缝合伤口等。大力宣传推广科学接生法，结扎断脐时进行严格消毒，是预防新生儿破伤风的重要措施。

（2）药物治疗。使用破伤风杆菌敏感的药物，如青霉素、甲硝唑、头孢类等。对伤口污染严重或伤口较深的患者应常规使用上述药物，以有效控制破伤风杆菌的繁殖。

（3）注射破伤风类毒素或抗毒素。注射破伤风类毒素（TT）属于自动免疫，可使机体产生破伤风抗毒素（TAT），从而预防破伤风发病。一旦过了免疫年限，受伤后不采取措施仍然可能发生破伤风。受伤后24小时内注射破伤风抗毒素属于被动免疫。对于伤口深大、伤口污染明显、伤口未能及时清洁处理或钉子扎伤、匕首刺伤、枪弹伤、竹木刺等异物伤且有异物残留者及动物咬伤者，都应及时注射常规剂量为1500单位的破伤风抗毒素。

9. 什么动物会传播狂犬病？怎样预防？

所有的温血动物，包括禽类都可感染狂犬病。其中，狐狸、山狗、狼、豺、袋鼠和棉鼠最敏感；地鼠、臭鼬、浣熊、猫、猫鼬、蝙蝠、豚鼠、兔和其他啮齿类为敏感；狗、牛、马、绵羊和灵长类为中度敏感。

防治狂犬病，一是捕杀野犬，对确定为狂犬、狂猫的，捕杀后必须深埋。不提倡饲养宠物，如果一定要养，必须登记并进行免疫接种。二是被动物咬伤后应及时、正确地处理伤口。被咬后的处理包括三个重要环节。

第一个环节，以最快的速度用肥皂水、消毒剂或清水反复清洗伤口，最大限度地减少病毒经伤口进入体内。在紧急情况下，甚至可以用尿液来

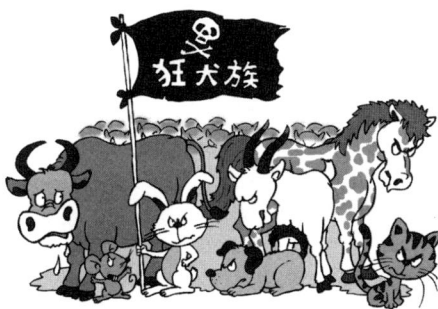

清洗伤口。伤口一般不止血、不包扎、不缝合。伤口深的应注射破伤风抗毒素，并使用抗菌药物。

第二个环节，处理完伤口后应立即在伤口四周注射抗狂犬病血清"封闭"。注射抗狂犬病血清的时间越早越好。患者被咬伤超过24小时，一般不主张使用抗狂犬病血清。通常完成伤口局部四周的"封闭"注射需要数小时。狂犬病免疫球蛋白比抗狂犬病血清安全有效，即使在咬伤后3～7天内使用仍有预防效果。狂犬病免疫球蛋白使用剂量按每10千克体重200单位（1支），大部分用于伤口周围浸润注射"封闭"，余下的在同侧大腿肌肉一次注射（不要注射到臀部）。在使用抗狂犬病血清或狂犬病免疫球蛋白之前或同时要注射狂犬病疫苗，注射疫苗的部位应在注射抗狂犬病血清或狂犬病免疫球蛋白的另一侧上臂三角肌，以尽量减少疫苗与抗狂犬病血清或免疫球蛋白的抵消作用。

第三个环节，使用辅助药物提高免疫效果。预防狂犬病发病除注射抗狂犬病血清或狂犬病免疫球蛋白和狂犬病疫苗外，对被咬伤较重、伤口距中枢神经较近者，可加用干扰素、白介素Ⅱ等进行治疗。

10. 怎样才能发现早期癌症？

癌症是目前危害人类生命健康的大敌。对癌症控制的策略是预防为主，防治结合，重在"三早"（早期发现、早期诊断和早期治疗）。早期癌症患者经正规治疗后的5年生存率可高达70%～95%，而较晚期患者治疗后的5年生存率只有10%～30%。因此癌症的早期发现和早期诊断具有非常重要的意义。怎样才能发现早期癌症呢？

（1）了解早期癌症的症状，早期癌症的信号主要有以下十个。

①异常肿块。乳腺、颈部、皮肤和舌头等身体浅表部位出现经久不消或逐渐增大的肿块。

②痣疣增大。体表黑痣和疣等在短期内色泽加深或变浅，迅速增大，出现脱毛、瘙痒、渗液、溃烂等，特别是在足底、足趾等经常摩擦的部位。

③异常感觉。吞咽食物的哽噎感，胸骨后闷胀不适、疼痛，食管内异物感。以上症状进行性加重时，应及时就医。

④溃疡不愈。皮肤或黏膜有经久不愈的溃疡，有鳞屑、脓苔覆盖，出血和结痂等。

⑤持续消化不良和食欲减退。食后上腹闷胀，并逐渐消瘦，贫血等。

⑥大便习惯改变。便秘、腹泻交替出现，大便变形、带血或黏液等。

⑦持久性声音嘶哑，干咳，痰中带血。

⑧耳鸣，听力减退，鼻咽分泌物带血和头疼。

⑨女性月经期外或绝经后阴道不规律出血，特别是接触性出血。出现无痛性血尿、排尿不畅等。

⑩不明原因的发热、乏力，进行性体重减轻。

（2）经常自我检查。一个人是否患有疾病，很多是依靠患者自我发现的。因此每个人都应了解一些医学科普知识，特别是掌握癌症的早期信号。自我检查的部位包括人体表浅部、头颈部、腋窝、大腿根部、腹部及乳房等，检查这些部位有无肿块。

（3）定期参加健康体检或癌症初筛普查。40岁以上及癌症的高危人群更应定期参加健康检查，做到早期发现、早期诊断及早期治疗。

七、妇幼保健知识

1. 为什么女性要注意经期卫生？

月经是女性发育成熟后出现的生理现象，主要表现为子宫内膜受卵巢激素的影响出现周期性变化。脱落的子宫内膜和血液从阴道流出，一般28～31天来潮一次，称为"月经"。

经期子宫内膜脱落出血，形成开放的创面，如不注意卫生，细菌容易侵入从而产生各种疾病。特别是月经刚来潮的青春期少女，生殖系统发育尚未完全成熟，常会出现短期闭经或月经周期紊乱的情况。即使是妇女也会因为环境变化、情绪波动、寒冷刺激、重体力劳动等引起月经紊乱、闭经、痛经、经量过多或过少等情况，因此应重视经期卫生。

（1）保持外阴清洁。经期抵抗力下降，易受细菌感染，因此要每天清洗外阴。但不要盆浴，应用温水淋浴。

（2）注意保暖。经期御寒能力下降，受凉易引起疾病，因而要避免淋雨、蹚水、凉水冲脚，少食或不食冰冻食物、饮料。

（3）经期用品保洁。购买使用品牌、质量有保证的卫生巾。如使用卫生带，要勤换勤洗，及时在日光下晒干。

（4）保持精神愉快，适当参加文体活动，可转移经期的烦躁、郁闷情绪。

（5）少吃辛辣刺激性食物，多吃蔬菜水果，保持大便通畅。

（6）适当活动。经期不宜进行剧烈的活动，但进行轻体力劳动和适当锻炼是有益的。

2. 如何发现和预防女性常见的乳腺疾病？

常见的乳腺疾病包括乳腺小叶增生、乳腺囊性增生、乳腺纤维腺瘤、乳腺炎、乳腺癌等，其中乳腺增生、乳腺纤维腺瘤和乳腺癌较为常见。30岁以上的女性50%患有不同程度的乳腺疾病，而乳腺纤维腺瘤在青春期女性中也可发生。

早期检查、早期发现是预防乳腺疾病的关键。可在月经后的7～10日内，面对镜子，自己检查。先检查乳房外观、皮肤有无橘皮样皱缩或酒窝状改变，乳头有无内陷或抬高。然后手指并拢沿乳房外侧打圈轻柔触摸，切勿重按。最后挤压乳头，看是否有血性液体或褐色、暗红色、淡黄色液体流出。若发现异常，不可掉以轻心，应及时到医院检查治疗。

专家建议，女性定期检查乳腺，尤其是育龄期女性应每半年找乳腺专科医生做全面检查一次，已经有良性肿瘤或增生的患者每3个月检查一次，由于乳腺变化受内分泌激素影响，因此月经来潮第十天左右是检查乳腺的最佳时机。

3. 最佳生育年龄是多少岁？

通常，人们把超过35岁的孕妇称为高龄孕妇。医学界普遍认为，35岁以上的妇女怀孕不仅自身比正常育龄妇女危险性高，胎儿患先天性疾病和畸形的概率也高。因此女性生育年龄最好不要超过30岁，特别是不超过35岁。

医学研究和临床实践表明，男女都有最佳生育年龄，其中女性为23～29岁，男性为25～30岁。

4. 如何才能生育一个健康的宝宝？

（1）避免铅、汞、镉、砷等重金属污染。

（2）避免装修带来的有机溶剂污染。

（3）避免电磁波干扰、放射线辐射及噪声污染，女性少用电脑、复印机、微波炉等，男性远离高温环境，不要洗桑拿浴。

（4）女性孕前和孕期注意用药，尼古丁和酒精对男性精子有杀伤作用，男女双方都应当在孕前3～6个月内戒烟限酒。

（5）女性在计划怀孕前至少1个月，每天应补充0.4～0.8毫克叶酸。

（6）女性孕期不能偏食、厌食、节食，同时忌过分补养。

（7）整个孕期应保持心情舒畅，适当运动，尽量避免去人群密集的地方。

5. 夫妻孕前孕期应做哪些检查？

（1）孕前应先到医院做全面体检，向医生进行孕前保健咨询，让自身原有的病症得到控制。

（2）女性在孕前还应检查是否受到弓形体、风疹病毒、巨细胞病毒、单纯疱疹病毒的感染；男性应检查是否受到微量元素和重金属污染。

（3）35岁以上的孕妇应做产前遗传咨询及诊断，孕期按时做围产期检查。如果有必要，可根据医生的建议做羊膜穿刺术、绒毛取样术及唐氏综合征产前筛选检查等项目。

6. 怀孕期间怎样进行适当的运动？

孕妇在怀孕期间适当运动有助于胎儿的健康，也有助于孕妇分娩后的恢复。但运动应注意适度，同时要根据自己的实际情况来选择运动项目。如果怀孕前就一直爱好运动，那么怀孕后也可以继续进行如游泳、打羽毛球等不太激烈的项目，但不要运动到令自己感到疲劳或上气不接下气的程度。特别注意不要尝试那些剧烈的运动，尤其要避免任何有损伤腹部危险的运动。如果怀孕前没有运动习惯的，那么怀孕后最好选择如散步、打太极拳等一些动作舒缓的项目。

以下是孕妇运动时需要注意的事项。

（1）运动前应向医生咨询，了解哪种运动适合自己。

（2）运动时应穿着宽松的服装，如果下水游泳，应穿专门为孕妇设计的游泳衣。

（3）运动前和运动时要喝足够的水，运动中要注意多休息。

（4）不要在太热或太潮湿的环境里活动。

（5）运动前后一定要进行热身和放松活动，尤其要注意活动关节韧带部位。

（6）怀孕超过4个月后，应避免仰卧姿势的运动，因为胎儿的重量会影响孕妇的血液循环。

（7）运动时如何从仰卧到站立有讲究：应先侧卧，然后用一只手的肘部和另一只手支撑身体，慢慢转成坐姿后再站起来。

（8）运动时注意测量脉搏。孕妇运动的强度应控制在每分钟脉搏150次以内。

（9）不要进行过于剧烈的运动。孕妇运动时应始终保持可以正常说话的状态，如果孕妇本人呼吸困难，腹内胎儿就有可能缺氧。

7. 产褥期要注意哪些事项？

产褥期是指胎儿、胎盘娩出后的产妇身体、生殖器官和心理方面调适复原的一段时间，需6～8周，也就是42～56天。在这段时间内，产妇应该以休息为主，尤其是产后15天内应以卧床休息为主，调养好身体，促进全身器官尤其是生殖器官的恢复。

（1）保证吃好、休息好。产褥期和哺乳期都应吃高营养、高热量、易消化的食物，以促使身体迅速恢复及保证乳量充足。

（2）尽早下床活动。一般情况下，经阴道正常分娩的产妇在产后第二天就应当下床走动。但应注意不要受凉并避免冷风直吹。也可以在医护人员的指导下，每天做一些简单的锻炼或产后体操，以利于恢复，并可保持良好的体形。

产后1个星期，产妇可以做些轻微的家务活，如擦桌子、扫地等，但持续时间不宜过长，更不可做较重的体力活，否则易诱发子宫出血及子宫脱垂。

（3）注意个人卫生。产褥期内产妇的会阴部分泌物较多，每天应用温开水或1：5000的高锰酸钾溶液清洗外阴部。勤换护垫并保持会阴部清洁和干燥。产后由于出汗多，要经常洗头、洗脚，勤换内衣裤。洗澡以淋浴为宜，以免脏水流入阴道内发生感染。

（4）尽早喂宝宝母乳。分娩后乳房充血膨胀明显，尽早哺乳有利于刺激乳汁的分泌，还可以促进子宫收缩、复原。哺乳前后，产妇要注意双手及乳头、乳房的清洁卫生，防止发生乳腺感染和新生儿肠道感染。

（5）合理安排产后性生活。恶露未干净或产后42天以内，由于子宫内的创面尚未完全修复，所以要禁止性生活，避免造成产褥期感染，甚至造成慢性盆腔炎等不良后果。恶露干净较早的产妇，在恢复性生活时一定要采取可靠的避孕措施，因为产褥期受孕也是常见的事，应引起重视。

（6）不要吹风、受凉。产妇不可以直接吹风，应穿长衣长裤，最好再穿上一双袜子。产褥期也不可碰冷水，以防受凉或出现关节酸痛的现象。

（7）按时进行产后检查。产后42天左右，产褥期将结束，产妇应到医院做产后检查，以了解身体的恢复状况，及时得到医生的指导和治疗。

8. 为什么要提倡母乳喂养？

母乳喂养对宝宝的好处很多，母乳的价值对宝宝来说是任何其他食品所无法代替的。

母乳营养丰富，是宝宝最理想的天然食品。母乳中含有较多的脂肪酸和乳糖，钙、磷比例适宜，适合宝宝消化，不易引起过敏反应。吃母乳的宝宝很少发生腹泻和便秘。母乳中富含利于婴儿脑细胞发育的牛磺酸，可促进宝宝的智力发育。

母乳中含有多种增强婴儿免疫抗病能力的物质，可使婴儿在第一年中减少患病，预防各类感染。特别是初乳，含有多种抗体和免疫细胞，这是任何代乳品中所没有的。而且母乳可以随婴儿的生长发育调整热量，也会随气候的变化调整脂肪含量和水分含量。

母乳中几乎无菌，直接喂哺不易被污染，温度适宜，吸吮速度及食量可随婴儿的需要增减，可以随时喂哺，既方便又卫生。而且母乳有利于婴儿味觉的发育，长大后较少挑食。婴儿吸吮母乳时嘴、下颌、舌头的运动，对语言发育有很好的帮助，同时可以防治婴儿牙位不齐。

母乳喂养可促进婴儿与母亲感情的建立与发展，可以更好地促进婴儿大脑与智力的发育。母乳喂养还可以降低母亲乳腺癌的发病率。

9. 女性更年期有什么异常表现？该怎样调节？

更年期主要表现为人的内分泌功能减退或失调，最突出的是性腺功能的变化，从而导致人体对环境的适应力下降，对各种精神因素和躯体疾患都比较敏感，以致出现情绪波动，感情多变，并可诱发多种疾病。女性到了45岁左右往往会出现更年期的各种表现，如月经失调、头晕、心悸、胸闷、气短、情绪不稳、喜怒无常等。

如果在进入更年期前对此有足够的精神准备和清醒的认识，则可在心理上较快地适应更年期机体内环境的调整，从而可以避免或减少各种症状的发生，平安度过更年期，顺利迈进老年期。

通常一谈到更年期，人们往往认为只有女性才会有更年期。但是，这个年龄阶段的男子往往也会出现一些轻重不同的症状，因此目前大多数学者认为男子也有更年期。男子的更年期症状常以神经质、性功能障碍、易疲劳、记忆力减退等为主。由于男性的性腺功能衰退缓慢，男子的更年期症状出现也会比较晚，一般在55～65岁发生，比女性晚10年左右。

那么，更年期症状一旦出现，应当如何调整呢？

（1）家人和亲友的支持。对更年期综合征的患者要给予充分理解、同情和关怀。

（2）加强饮食调理。多食豆制品、新鲜蔬菜和水果，少食高糖高脂食品，尤需限制动物脂肪的摄入量。如果有食欲不振，可用大枣、龙眼肉加红糖炖汤，也可用大枣、赤豆熬粥食用，连服10～14天。

（3）坚持服用多种维生素，如金维他，每天1～4次，每次1片；维生素B_6，每天3次，每次20毫克；维生素E，每天3次，每次50～100毫克。

（4）适当服用谷维素、安定等，以控制严重影响休息的心慌、烦躁、失眠等症状。

（5）中药治疗有较好的效果，常用六味地黄丸、甘麦大枣汤等。

（6）坚持锻炼，晨起作扩胸运动、深呼吸运动及跑步等较适合男性更年期综合征者。

（7）用艾条灸足三里、三阴交、内关等穴位，每晚1次，每次选用一侧穴位中的1～2个穴位即可。

（8）读书疗法。提倡让更年期综合征患者多读书，多看杂志、小说、名人轶事，多听音乐，多参加集体活动等。

八、家庭常备药物

1. 家庭常用药主要有哪些种类？

家庭常用药种类主要分为内服药和外用药两大类。

（1）内服药类。

①抗生素药。如麦迪霉素、复方新诺明、诺氟沙星、乙酰螺旋霉素、小檗碱（黄连素）、克霉唑等。

②消化不良药。如多酶片、复合维生素B、吗丁啉等。

③感冒类药。如感冒清、病毒灵、速效伤风胶囊、康泰克、银翘解毒片、板蓝根冲剂等。

④解热止痛药。如去痛片、扑热息痛、阿司匹林等。

⑤胃肠解痉药。如654-2片、复方颠茄片等。

⑥镇咳祛痰平喘药。如咳必清、舒喘灵等。

⑦抗过敏药。如扑尔敏、息斯敏等。

⑧通便药。如开塞露、果导、大黄苏打片、麻仁丸等。

⑨镇静催眠药。如安定、苯巴比妥等。

⑩解暑药。如仁丹、十滴水、藿香正气水等。

（2）外用药类。

①止痛药。如伤湿止痛膏、麝香追风膏、红花油、活络油等。

②消炎消毒药。如酒精、优碘、高锰酸钾、创可贴等。

③其他类。风油精、清凉油、季德胜蛇药、消毒药棉、纱布、胶布等。

2. 怎样选择家庭常备药？

家庭常备药主要为非处方药，量一般不宜过多，一般备药原则如下。

（1）常见病用药。如伤风感冒、咳喘、气管炎等呼吸道疾病常用药；腹泻、呕吐、食欲不振等消化道常用药及皮肤病外用药等。

（2）常用的药。治疗疾病的药种类很多，家庭应备药只能是常用的。作用相似的药物有很多，挑选一部分备用即可。

（3）使用方便的药。家庭常备药以口服药、外用药为主。注射药要尽量少备用，因使用不当或掌握不好，容易发生过敏、中毒而造成不良后果。

（4）便于存放的药。家庭常备药存放的时间一般较长。这就需要存放的药量少些，特别是容易变质、失效的药更应当少备些。具体地说，应以药片为主，水剂为辅。要选择那些包装比较好的药物存放备用。

（5）可根据家庭某个人的特殊情况备特殊常备药，如有高血压病患者，应备有复方降压片、心痛定等；冠心病患者，应备保健急救盒、速效硝酸甘油、复方丹参片、潘生丁、冠心苏合丸、速效救心丸；慢性支气管炎、支气管哮喘患者，应备氨茶碱、舒喘灵、舒喘灵气雾剂等。除此之外，还有其他特殊情况也可以选择一些处方药备用，但需要指出的是，这些特殊常备药事先都需经医生同意或在医生指导下服用。

3. 怎样保存家庭备用药？

保存药品时需注意以下事项。

①最好用棕色瓶装药品，标签应写明药名、剂量、用法、用量、有效日期。一般不用纸袋或纸盒装药贮存，从医院取回的散装药物应及时装入干净小瓶内保存，否则易变质。

②酒精、优碘、薄荷锭、风油精、清凉油、红花油、麝香风湿油等易挥发的药品使用后除必须密闭外，还应放在30℃以下的阴凉低温处保存。

③甘油栓、安那素栓、痔疮栓、洗必泰栓、小儿退热栓等应置于2～15℃低温处贮存，否则易受热变形，影响使用。

④胃舒平、碳酸氢钠、三硅酸镁、多酶片、颠茄片、安络血片、苯妥英钠片、酵母片、阿司匹林、硫酸亚铁等药，受潮湿易变质，应放置在干燥处。

⑤气雾剂具有一定的压力，一旦受热、受撞击后易发生爆炸，因此应存放在阴凉处，避免受热和日光直射，携带外出时注意防止挤压和撞击。

⑥经常检查药品有无破损、变质、过期，一旦发现应坚决弃之不用。

⑦为保证家庭用药安全、有效、经济，不提倡大量贮存药物，并且品种和数量宜精不宜多。

⑧大人和小孩的药物要分开保存，尤其是三代同堂的家庭更要注意；同时要放置在幼儿不易拿到的地方，防止被误食。

⑨内服药和外用药要分开保存。现在许多家庭养宠物，兽药也要单独保存。还有杀虫药也要放在安全处，以免忙中出错，误服发生危险。

⑩颜色相近的药品要分开保存。如优碘与咳嗽药水要分开放置，以免被误食。

4. 为什么过期的药物不能使用？

许多家庭对过期的药物舍不得丢弃，继续服用，虽然有的患者服用后侥幸没事，但这种擅自服用过期药物的做法是不可取的。轻则无效，重则可产生严重后果，危及生命。如心绞痛患者含服过期的硝酸甘油后，心绞痛得不到缓解，发展为心肌梗死，就有可能失去宝贵的抢救时间。因此，过期药

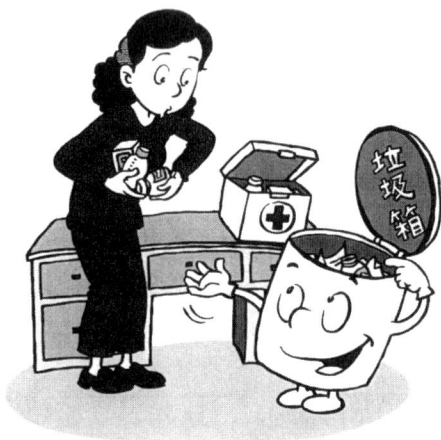

物切不可擅自服用。

药物的有效期和失效期是经过一系列科学实验，根据各种因素考核和观察后确定的，以其有效价和稳定性为标准决定的。如药物到期后要延长使用，必须由医院或医药销售部门送药检部门重新检验，根据检验结果再决定是否延长使用，并在药物包装盒上注明。

5. 使用药物前要注意哪些事项？

使用药物前要注意以下七点。

（1）诊断明确。必须明白患了何种病，需使用何种药物，如不能确诊可在医师确诊后对症用药。

（2）药物有效期。使用前检查药品是否还在有效期内；同时观察药品质量，如有无被氧化、受潮、碎裂、松软、变色及发霉等现象，有上述现象的药品不能使用。

（3）药物禁忌证。绝对禁忌是完全不能使用的，相对禁忌则要谨慎使用。

（4）药物用法、用量。说明书一般只标明成人常用量，儿童剂量应按每天每千克体重计算，然后按每天每次药量服用。

（5）阅读说明书上的注意事项。包括孕妇、哺乳期妇女、儿童使用的安全性及与其他药品一起使用时的相互作用情况。

（6）不良反应。每种药品都有不良反应栏，说明药品服用后有哪些不良反应。

（7）用药后注意有无过敏反应。如出现皮疹、皮肤瘙痒等，应立即停止用药，严重者应立即前往医院治疗。

6. 用药量不足和超量会有什么后果？

在用药治病时，除药物的选择外，用量大小也是一个重要的问题。应用药物必须达到一定的剂量才能产生预防或治疗效果；通常药物说明书上规定的剂量，也称为"常用量"，是指成人（18～60岁）一次的平均用量。如果少于这个量，一般就不能产生治疗效果；如增加用量到一定程度时会引起中毒现象，这种过大的用量叫"中毒量"。许多人在用药量上都自作主张，选择少量或超量服用，这样的行为对治疗毫无帮助，甚至会危及生命。如已随意改变用药量的患者请尽快到医院进行检查。

使用药物的时候应遵照医嘱，或按药物说明书上的规定剂量服用，不要自作主张，随意增减，这样才能保证治疗的安全和可靠。

7. 药物过敏怎么办？

药物过敏，是在使用药物过程中不得不面对的问题。药物过敏致人死亡的事件屡见不鲜，即使不致命，过敏引起的皮肤瘙痒、皮疹等症状也让人不胜其烦。一旦发生过敏反应，要立即停用可疑药物，尽快及时去医院诊治。如果过敏反应轻微，家中又备有抗过敏药物（如开瑞坦、扑尔敏、西替利嗪等），可按说明书指示的用法立即使用。如果患者出现胸闷、气短、面色苍白、出冷汗、手足冰凉、血压下降等症状，应立即送医院。在去医院之前，要迅速设法让患者就地平躺，让其头偏向一侧，解开衣扣，确保呼吸通畅，若能采取一些简单的急救措施，如清除口鼻内分泌物、吸氧，则更利于缓解病情。

8. 怎样使用止痛药？

（1）及时准备，按医生嘱咐足量给药。在家庭护理中必须根据医嘱正确掌握药物种类、剂量、用药途径和用药时间。合理的剂量、准确的用药时间，可消除80%～90%患者的疼痛。

（2）用药要循序渐进。用药应从小剂量开始逐渐加大，减少不良反应，疼痛减轻后，用药量可逐渐减少。

（3）服止痛药前后不能饮酒。酒精可增加止痛药的毒性，哪怕是常规剂量也可引起肝脏和肾脏的损伤。

（4）睡前服药宜适当增加。夜间和睡前在医生的允许下可适当增加药物剂量，以保证无痛睡眠。

9. 感冒时怎样选用治疗药品？

普通感冒分为风热型和风寒型两种：一种是热伤风，多见于夏季，以打喷嚏、流鼻涕、流泪、鼻塞为主要症状；另一种是风寒感冒，多见于冬季，常为上呼吸道病毒感染所致，以发烧、头痛、咳嗽为主要症状。

常用的抗感冒药包括西药的单方药和复方药。抗热伤风的复方药有康必得（复方美沙芬）、帕尔克、泰诺、苯乍缓解胶囊、白加黑（美息伪麻）等；抗风寒感冒的药有散利痛（撒烈痛）、去痛片（索密痛）、APC、优散痛、阿司匹林加维生素C、感冒片等。世界卫生组织推荐的两种较安全的单方抗感冒药为阿司匹林和扑热息痛，应首选其中一种。

治疗感冒的中成药有风寒型感冒药和风热型感冒药两种。风寒型感冒，需用辛温解表、宣肺散寒的药物，主要使用荆防败毒散，具有疏风解表、败毒消肿、祛痰止咳的作用，每次用药6克，每天2次。风热型感冒，需选辛凉解表、宣肺清热的药物，主要的药物有桑菊感冒片、银翘解毒丸、羚羊感冒片、感冒退热冲剂、板蓝根冲剂等。

10. 怎样使用镇静药剂？

镇静药剂在临床上广泛应用于治疗精神分裂症，具有抗惊厥、镇静和催眠等作用，常用的有安定、硝基安定、阿普唑仑三种药物。以安定为例，安定具有镇静催眠、抗焦虑、抗癫痫和中枢性肌肉松弛等作用，是老年人的常用药，在同类镇静安眠药中，它的作用快、疗效好、副作用小，半衰期长，1天服用1～2片，就可在体内维持药效20～40小时。

服用安定可能出现的副作用：嗜睡、头晕、头痛、乏力、言语不清、震颤、心动迟缓、低血压、视物模糊及复视、共济失调等，多为药物过量或长期服用引起。还可能会出现荨麻疹、红斑、皮疹等过敏反应，也可能出现嗜中性白细胞减少及黄疸。如长期服用可成瘾，成瘾后突然停药可出现惊厥、震颤、腹腔及肌肉痉挛、呕吐、出汗等戒断症状。

使用镇静药剂须遵医嘱服用。

11. 驾驶机动车不能服用哪些药物？

驾驶机动车前，不要服用以下药物。

（1）治感冒药。服用后，会诱发患者的睡意，不能从事注意力需要高度集中的工作。

（2）治胃病的部分药。服用后主要表现为急性肌张力障碍，并呈阵发性发作。

（3）抗过敏药。常有头晕、嗜睡、视力模糊、口干、倦乏等不良反应。

（4）解热消炎镇痛药。常见的不良反应有嗜睡、头晕、头痛、耳鸣、呕吐等。

（5）镇静安眠类药。服用后会使大脑反应迟钝，精力分散，昏昏欲睡，容易造成交通事故。

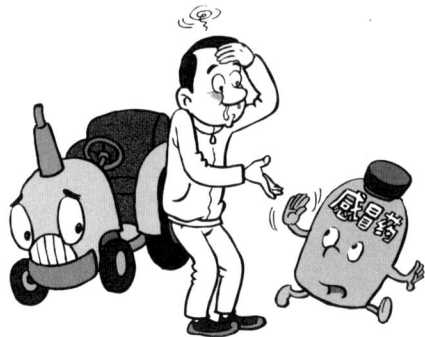

12. 哪些药物不能同时使用？

两种或两种以上的药物同时使用时，有可能引起药效降低或产生毒性等副作用。为避免发生药物不良反应，以下介绍一些不能同时使用的中、西药。

（1）磺胺药与酵母片。这两种药合用，会降低及抵消磺胺的药效。此外，磺胺类药物不能与乌洛托品、普鲁卡因同用。

（2）异烟肼、利福平与安眠药。异烟肼和利福平是抗结核药，安眠药有很多种，如水合氯醛、鲁米那等，合用时可引起严重的毒性反应，还可引起药物性肝炎，甚至可导致肝细胞坏死。

（3）四环素族药物与补血药物。四环素族药物主要是四环素、土霉素、金霉素、强力霉素，补血药物主要有硫酸亚铁、富马铁、枸橼酸铁及其复合制剂力勃隆等，两类药合用将导致治疗失败。

（4）红霉素与维生素C。红霉素在酸性环境中效果明显降低，故不宜与偏酸性的药物维生素C合用，否则会降低药效。

（5）磺胺药与维生素C。磺胺药包括常用的百炎净、双嘧啶，与维生素C合用，在酸性尿中易导致结晶，形成尿结石，不易排出而损伤肾脏。

（6）麻黄素与痢特灵。麻黄素是拟交感神经介质药物，痢特灵是单胺氧化酶抑制剂，两者合用，会在体内蓄积，并与体内产生的去甲肾上腺素起协同作用，使血压大幅度升高，甚至可引起血管意外而死亡。

（7）胃复安与胃疡平、普鲁本辛、阿托品。前者能加强胃窦部的收缩功能，促进胃内容物排空，后三者则减缓胃肠蠕动，抑制胃肠的排空。同时使用会在药理上发生对抗而降低药效。

（8）阿司匹林与消炎痛。虽然两者都是退热止痛和抗风湿的药，但合用易加重对胃肠道的副作用，使胃出血，甚至会使胃穿孔。

（9）氯霉素与磺脲类降血糖药。这两种药同时服用，会造成磺脲类降血糖药在血中的浓度增加，引起低血糖。

（10）小活络丹（丸）、香连丸、贝母枇杷糖浆中含有乌头碱、黄连碱，若与西药阿托品、咖啡因、氨茶碱同服，很容易增加毒性，出现药物中毒。

（11）中药朱砂安神丸、梅花点舌丹、七厘散、冠心苏合丸中都含有朱砂（粗制硫化汞），不宜与西药溴化锌、溴化钠、碘化钾、碘化钠同服，否则容易产生有毒的碘化汞或溴化汞等沉淀物，引起毒痢性大便，导致药源性肠炎。

（12）通宣理肺丸、消炎宁片中含有麻黄碱，不宜与西药地高辛合用，否则容易增强地高辛对心脏的毒性，引起心律失常。

（13）服用中药麻黄时，忌与氨茶碱同服。两者同服不仅会降低药效，而且能使毒性增加1～3倍，并引起恶心、呕吐、心动过速、头昏、头痛、心律失常、震颤等症状。

（14）西药D860、优降糖、降糖灵在使用期间，忌服人参、甘草、鹿茸，因为同服会减弱降糖药的效果。

（15）麻仁丸、解暑片、牛黄解毒片中含有大黄，不宜与胰酶、胃蛋白酶、多酶片等药物同服，因为大黄能抑制胃蛋白酶的消化作用。

CHƯƠNG I   KIẾN THỨC CƠ BẢN VỀ GIÁO DỤC SỨC KHỎE

1. Sức khỏe là gì?

Con người được sinh ra ở những thời đại, môi trường và điều kiện khác nhau, nên sự hiểu biết về sức khỏe cũng sẽ khác nhau. Trước đây, con người thường tin rằng cơ thể không bị bệnh tật, không bị tàn tật thì được gọi là khỏe mạnh. Vào năm 1948 Tổ chức Y tế Thế giới đề xuất rằng: "Sức khỏe là một trạng thái hoàn hảo cả về sự khỏe mạnh của thể chất, tâm thần và hạnh phúc xã hội, chứ không phải chỉ là không có bệnh tật hay tàn phế". Điều này có nghĩa là, sức khỏe của con người không chỉ dừng lại ở việc không có bệnh về sinh lý, thân thể khỏe mạnh và cường tráng, mà đó còn là một trạng thái cân bằng giữa tâm lý và tinh thần, đồng thời còn là sự thích ứng tốt giữa con người và xã hội, và đạt đến sự hài hòa với xã hội. Một người hoàn toàn khỏe mạnh không chỉ là sở hữu một sức khỏe tốt, mà còn phải có hiểu biết cơ bản về kiến thức sức khỏe, có ý thức và niềm tin theo đuổi sức khỏe, có phương thức sống lành mạnh, đồng thời có ý thức gánh vác cả trách nhiệm đối với sức khỏe của người khác và bao gồm cả toàn xã hội.

2. Một cơ thể như thế nào mới được gọi là khỏe mạnh?

Tiêu chuẩn của một cơ thể khỏe mạnh thường được xác định dựa vào 5 phương diện sau.

(1) Chức năng tim phổi tốt. Tim và cơ tim phát triển tốt, nhịp đập mỗi phút 60 đến 80 lần; có khả năng cung cấp đầy đủ máu và truyền chất dinh dưỡng đến các bộ phận như gan, đường tiêu hóa và các cơ quan nội tạng khác v.v... dung tích phổi lớn, sự trao đổi khí trong phổi tốt, lồng ngực phát triển, cơ hô hấp mạnh, thở chậm nhưng sâu, mỗi phút hít thở 13 đến 18 lần.

(2) Sinh trưởng phát triển tốt. Chiều cao tầm trung trở lên, cơ thể cân đối,

cơ bắp đầy đặn, tứ chi có lực. Nếu chiều cao, cân nặng, vòng ngực, dung tích phổi, sức mạnh cầm nắm, chỉ số lực bật lên cao, nhịp tim và nhịp thở chậm, cho thấy cơ thể càng khỏe mạnh.

(3) Tố chất cơ thể tốt. Sức mạnh của cơ bắp, tốc độ, độ bền, sự linh hoạt, tính dẻo dai, có thể phản ánh hệ thống thần kinh và chức năng của cơ quan nội tạng của con người, do vậy, đây cũng là một tiêu chí quan trọng về sức khỏe. Cơ bắp của người khỏe mạnh có thể tích lớn và sức mạnh lớn, chiếm 40%~50% trọng lượng của cơ thể.

(4) Chức năng của hệ thống thần kinh tốt. Bộ não chi phối toàn bộ cơ thể, chỉ huy mọi hoạt động của cơ thể, như làm việc, học tập, suy nghĩ, phán đoán và cả sự hoạt động trong cuộc sống hàng ngày. Bình thường ăn được tốt, ngủ được ngon, không đau đầu, không mất ngủ, hiệu quả làm việc cao, chắc chắn là một loại biểu hiện của sức khỏe tốt.

(5) Khả năng thích nghi với môi trường bên ngoài và sức đề kháng đối với bệnh tật mạnh. Một người khỏe mạnh, khi nhiệt độ không khí tăng cao, sẽ có thể thông qua các mao mạch dưới lớp da của cơ thể để tăng khả năng tản nhiệt ra môi trường bên ngoài, còn khi nhiệt độ giảm cơ thể sẽ thông qua việc sản sinh nhiệt của các cơ bắp, sự lại mạch máu dưới da để giảm thiểu sự tản nhiệt, đồng thời do kháng thể trong máu rất nhiều, nên sẽ không dễ mắc bệnh dù ở các môi trường khác nhau.

Do vậy, một con người khỏe mạnh sẽ có một tinh thần sung mãn, sức sống tràn trề, có thể ung dung ứng phó với áp lực cuộc sống và công việc mà không xảy ra bất kỳ sự căng thẳng thái quá nào; ứng xử lạc quan, thái độ tích cực, sẵn sàng gánh chịu trách nhiệm, không phân biệt việc lớn việc nhỏ, không kén chọn; biết kết hợp nghỉ ngơi, chất lượng giấc ngủ tốt; năng lực ứng biến rất mạnh, thích ứng tốt với muôn hình vạn trạng của môi trường bên ngoài, có thể chống lại các bệnh truyền nhiễm như bệnh cúm thông thường v.v… cân nặng tương đối, vóc dáng cân đối; khi đứng thẳng, vị trí của đầu, vai và cánh tay phối hợp nhịp nhàng; ánh mắt sáng ngời, phản ứng nhạy bén, mí mắt không dễ bị viêm; răng miệng sạch sẽ, không bị sâu, không bị đau; nướu răng có màu sắc bình thường, không xuất hiện hiện tượng chảy máu nướu; tóc có màu sáng óng ả, không bị gàu hay gàu rất ít; da có tính đàn hồi, cơ bắp săn chắc, đi lại nhẹ nhàng.

3. Làm thế nào để tự kiểm tra tình trạng sức khỏe bản thân?

(1) Kiểm tra chức năng của tim: trong một phút cúi người về phía trước 20 lần, thở ra khi nghiêng về phía trước, hít vào khi đứng thẳng. Trước khi nghiêng người chúng ta đo và ghi lại mạch đập của mình, số liệu này được ký hiệu là I. Sau khi đã hoàn tất việc vận động tiếp tục đo mạch đập thêm một lần nữa, số liệu này được ký hiệu là II. Một phút sau đo lần thứ ba, số liệu này được ký hiệu là III. Sau đó cộng ba số liệu này lại với nhau, trừ 200, và chia cho 10, nghĩa là [(I+II+III)-200]÷10. Nếu kết quả con số thu được là từ 0 đến 3, cho thấy rằng chức năng tim của bạn rất tuyệt vời; 4~6 được xem là tốt; 7~9 là bình thường; 10~12 là tương đối kém; 12 trở lên, bạn nên khám bác sĩ ngay.

(2) Kiểm tra thể lực. Nếu sải bước chân có thể một bước vượt qua hai bậc cầu thang, và nhanh chóng leo lên đến lầu năm, cho thấy rằng tình hình sức khỏe khá tốt; lên cầu thang từng bậc một, đến lầu năm không xuất hiện hiện tượng thở gấp, thì tình trạng sức khỏe rất tốt; nếu như thở hổn hển, hơi thở gấp gáp, cho thấy tình hình sức khỏe tương đối khá; Mới lên đến lầu ba đã cảm thấy vừa mệt vừa thở gấp, thì sức khỏe được xếp vào loại yếu kém.

(3) Kiểm tra động tác nằm rồi ngồi dậy. Lấy 1 phút làm giới hạn, ghi chép lại số lần thực hiện. 20 tuổi, 45~50 lần; 30 tuổi, 40~45 lần; 40 tuổi, 35~45 lần; 50 tuổi, 25~30 lần; 60 tuổi, 15~20 lần.

(4) Kiểm tra hơi thở. Trong trạng thái yên tĩnh, hít thở bình thường, ghi lại nhịp hô hấp trong mỗi phút (một lần hít vào một lần thở ra sẽ được tính là một hơi thở), giá trị tốt nhất đối với từng nhóm tuổi được biểu hiện qua tần suất bên dưới, những người vượt quá hoặc thấp hơn giá trị này được liệt vào tình trạng không tốt: 20 tuổi, 18 đến 20 lần; 30 tuổi, 15 đến 18 lần; 40 tuổi, 10 đến 15 lần; 50 tuổi, 8 đến 10 lần; 60 tuổi, 5 đến 10 lần.

(5) Kiểm tra sự nín thở. Hít một hơi thật sâu, rồi nín thở, thời gian càng dài

thì càng tốt. Sau đó từ từ thở ra, thời gian thở ra lý tưởng nhất là trong 3 giây. Khả năng nín thở cực đại thuộc về lớp người trẻ tuổi có sức khỏe tốt, họ có thể kéo dài từ 90 đến 120 giây, những người tròn 50 tuổi sẽ chỉ ở mức khoảng 30 giây.

4. Những yếu tố nào sẽ ảnh hưởng đến sức khỏe?

Sức khỏe của con người sẽ chịu sự ảnh hưởng của nhiều nhân tố khác nhau, ngoài các yếu tố như di truyền, tâm lý và hành vi (phương thức sinh hoạt) v.v. còn liên quan mật thiết đến các nhân tố môi trường (như môi trường xã hội, môi trường tự nhiên và môi trường sinh thái v.v.).

Đặc điểm tố chất cơ thể của con người sẽ di truyền cho thế hệ sau, một số căn bệnh cũng mang tính di truyền, như bệnh máu chậm đông. Các yếu tố tâm lý có thể ảnh hưởng trực tiếp hoặc gián tiếp đến sức khỏe, ví dụ, căng thẳng tâm lý kéo dài có thể dẫn đến huyết áp cao, cảm xúc bị kích động đột ngột có thể gây ra các bệnh về tim mạch và mạch máu não. Lối sống không lành mạnh có thể trực tiếp hoặc gián tiếp gây hại cho sức khỏe. Ví dụ, hút thuốc lâu dài có thể dẫn đến các bệnh khác nhau như viêm phế quản mãn tính và tăng huyết áp, và thậm chí làm tăng nguy cơ ung thư phổi và các bệnh ung thư khác; uống nhiều rượu lâu dài có thể gây tổn thương gan và gây ra các bệnh tiêu hóa khác; chế độ ăn nhiều chất béo, cholesterol cao có thể thúc đẩy xơ vữa động mạch và thậm chí dẫn đến bệnh tim mạch vành. Chế độ ăn uống không phù hợp có thể gây ra béo phì, dẫn đến tăng tỷ lệ mắc bệnh tiểu đường, huyết áp cao và bệnh tim. Theo thống kê, 45% các căn bệnh của con người hiện đại đều liên quan mật thiết đến lối sống.

Môi trường bao gồm chế độ chính trị, trạng thái xã hội ổn định (chiến tranh hoặc hòa bình), tình trạng kinh tế, dịch vụ vệ sinh y tế, sự cung ứng của thức ăn và nước uống, dịch vụ cộng đồng, quan hệ con người, phong tục văn hóa v.v. tất cả đều có mối liên hệ mật thiết đến sức khỏe.

Môi trường tự nhiên bao gồm: tình hình khí hậu, điều kiện địa lý, chất lượng nước và điều kiện thổ nhưỡng, từ trường (sóng điện từ) và bức xạ (nguyên tố phóng xạ) v.v. cũng liên quan trực tiếp đến sự sinh tồn và sức khỏe của con người. Như ở một số khu vực nhất định, do hàm lượng nhiều hoặc ít của các nguyên tố vi lượng trong nước và đất, sẽ dẫn đến các loại bệnh đặc hữu mang tính địa phương như nhiễm độc flo, thiếu iốt, bệnh Kashin-Beck (bệnh xương to), bệnh cơ tim Keshan v.v..

Môi trường sinh thái chủ yếu chỉ trạng thái sinh vật trong môi trường sống của con người, đặc biệt là số lượng, tình trạng hoạt động và khả năng gây bệnh của các sinh vật gây bệnh và lây lan bệnh tật, ví dụ các vi sinh vật như: virut, vi khuẩn... các côn trùng như muỗi, ruồi, bọ chét... và các động vật như chuột... Khi con người sinh sống trong môi trường có một số lượng lớn sinh vật này hoặc tính gây bệnh mạnh, điều này chắc chắn sẽ gây ra mối đe dọa cho sức khỏe của họ.

5. Làm thế nào để tính toán cân nặng tiêu chuẩn?

Tính toán cân nặng tiêu chuẩn để biết được bản thân thuộc tuýp người tương đối gầy hoặc tuýp người quá cân, và liệu có cần hạn chế lại chế độ ăn để giảm cân nặng cơ thể, hoặc tăng chế độ ăn để tăng cân nặng cơ thể. Cân nặng lý tưởng có lợi cho việc khống chế bệnh tình, nâng cao chất lượng cuộc sống.

Phương pháp tính toán cân nặng có rất nhiều, dưới đây là hai loại công thức tính toán đơn giản.

Một loại áp dụng đối với người trưởng thành:[chiều cao (cm)-100]×0,9=cân nặng tiêu chuẩn (kg)

Một loại khác áp dụng cho nam giới: chiều cao (cm)-105=cân nặng tiêu chuẩn (kg)

Nữ: chiều cao (cm)-100=cân nặng tiêu chuẩn (kg)

Phương pháp đơn giản tính toán cân nặng tiêu chuẩn của trẻ, đối với trẻ từ 1~6 tháng sẽ áp dụng công thức: cân nặng khi sinh+tháng tuổi×0,6=cân nặng tiêu chuẩn (kg); đối với trẻ từ 7~12 tháng sẽ áp dụng công thức: cân nặng khi sinh+tháng tuổi×0,5=cân nặng tiêu chuẩn (kg); đối với trẻ em trên 1 tuổi sẽ áp dụng: 8+tuổi tác×2=cân nặng tiêu chuẩn (kg).

6. Tại sao hút thuốc sẽ ảnh hưởng đến sức khỏe?

Trong thuốc lá bao gồm các chất chủ yếu như: carbohydrate, axit carboxylic, sắc tố, terpen, paraffin, lipit và một số chất ô nhiễm (như thuốc trừ sâu, nguyên tố kim loại nặng, v.v.).

Trong quá trình hút thuốc của người hút thuốc, thuốc lá sẽ diễn ra một loạt các phản ứng hóa học để tạo thành một số lượng lớn các chất mới. Trong khói thuốc sẽ phân ly ra khoảng 3000 thành phần độc hại, thành phần hóa chất độc hại chủ yếu bao gồm: ni-cô-tin (nicotine), nhựa thuốc lá, carbon monoxide, axit hydrocyanic, amoniac và các hợp chất thơm. Carbon monoxide được sản sinh sẽ gây tổn thương gen và protein màng tế bào, dẫn đến các bệnh về hệ thống hô hấp, bệnh liên quan đến mạch máu ở tim và não, ung thư v.v. Ngoài ra còn làm giảm huyết sắc tố, làm giảm khả năng sử dụng oxy của cơ tim.

Hút thuốc gây nguy hiểm đặc biệt đối với phụ nữ, những người phụ nữ hút thuốc nếu đang dùng thuốc tránh thai, sẽ tăng nguy cơ đau tim và tăng nguy cơ hình thành huyết khối tĩnh mạch chi dưới; Phụ nữ mang thai khi hút thuốc lá sẽ khiến cho thai nhi dễ bị sinh non và thiếu cân, làm giảm thiểu chức năng miễn dịch của trẻ sơ sinh và trẻ nhỏ, dẫn đến việc dễ dàng mắc bệnh. Theo thống kê, tỷ lệ trẻ sơ sinh dị dạng của các bà mẹ khi mang thai hút thuốc lá thụ động rất cao.

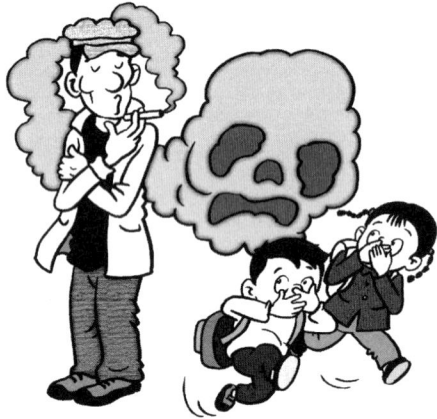

7. Nghiện rượu vì sao lại ảnh hưởng đến sức khỏe?

Khi cồn (ethanol) đi vào trong cơ thể, sẽ nhanh chóng thông qua đường tiêu hóa để hấp thụ vào máu, nồng độ cồn trong máu chỉ 5%~10% chất cồn được trực tiếp được thải ra ngoài thông qua đường hô hấp, mồ hôi và nước tiểu, còn lại phần lớn đều sẽ thông qua gan để chuyển hóa thành acetaldehyd, rồi bị oxy hóa thành axit axetic, axit axetic đi vào trong mô để oxy hóa thành carbon dioxide và nước, đồng thời giải phóng một nhiệt lượng nhất định. Khi lượng cồn vượt quá khả năng phân giải cồn của gan, phần lớn nồng độ cồn sẽ tích tụ trong máu do đó ảnh hưởng đến các mô và cơ quan khác nhau. Các cơ quan này rất mẫn cảm đối với cồn, đặc biệt là vỏ bộ não, cùng với sự gia tăng của nồng độ cồn trong máu, lớp vỏ não thay đổi từ trạng thái hưng phấn sang ức chế. Khi sự ức chế vỏ não trở nên trầm trọng, sẽ gây ra các triệu chứng của việc ngộ độc rượu, đối tượng chịu ảnh hưởng nghiêm trọng có thể dẫn đến việc mất tri giác, mê man bất tỉnh, thậm chí nguy hiểm đến tính mạng.

Thanh thiếu niên nghiện rượu sẽ gây ra những nguy hại lớn hơn. Do cơ thể của thanh thiếu niên chưa phát triển hoàn toàn, tất cả các chức năng của cơ quan chưa hoàn thiện, dẫn đến khả năng chịu đựng đối với nồng độ cồn thấp, năng lực xử lý cồn của gan còn kém, từ đó dễ gây ra việc nhiễm độc cồn và sự tổn hại đối với chức năng của nội tạng. Sự tổn hại chức năng gan, có thể dẫn đến mỡ gan và mô liên kết tăng sinh, đây là một trong những nguyên nhân gây xơ gan; sự tổn thương của cơ quan tiêu hóa, có thể cản trở sự hấp thụ các chất dinh dưỡng khác nhau, từ đó ảnh hưởng đến sự tăng trưởng và phát triển bình thường, đồng thời đây cũng là nguyên nhân chính gây ra căn bệnh ung thư dạ dày. Ngoài ra, nghiện rượu cũng có thể gây ra bệnh về tim mạch, kích thích đường hô hấp, làm giảm chức năng phòng hộ của hệ hô hấp; gây nguy hại cho các tế bào sinh dục của con người, từ đó ảnh hưởng đến sự tăng trưởng và phát triển của thế hệ sau.

CHƯƠNG II   MÔI TRƯỜNG, NGUỒN NƯỚC VÀ SỨC KHỎE

1. Ô nhiễm không khí ảnh hưởng đến sức khỏe như thế nào?

Các chất ô nhiễm không khí ảnh hưởng đến sức khỏe con người như sau: ① Khói than sẽ dẫn đến khí quản trong hệ thống hô hấp bị viêm nhiễm; ② Khói Axit sunfuric có tác hại làm kích thích mạnh và gây hại cho da, kết mạc, niêm mạc mũi, họng, v.v.; ③ Khi nồng độ Chì cao hơn một chút so với nồng độ ô nhiễm trong không khí cho phép, nó có thể gây ra các triệu chứng ngộ độc mãn tính như phá hủy hồng cầu và khi nồng độ quá cao có thể gây ra các triệu chứng ngộ độc cấp tính mạnh; ④ Khi nồng độ Sulfur dioxide vượt quá ngưỡng 5 mg/L, nếu hít phải sẽ dẫn đến tim đập nhanh, khó thở, trong trường hợp nghiêm trọng có thể dẫn đến gây tê liệt thanh quản, phù họng và ngạt thở; ⑤ Oxit nitric có thể gây hoại tử phổi đối với người trúng độc khi hít phải, còn gây tổn thương niêm mạc, hệ thần kinh và hệ thống tủy (hệ thống tạo máu), khi hít phải Oxit nitric nồng độ cao có thể dẫn đến bị ngạt thở; ⑥ Carbon monoxide có sức hòa với Hemoglobin trong máu cao hơn nhiều so với Oxy, nó có thể gây ra các triệu chứng thiếu oxy nghiêm trọng, tức là triệu chứng ngộ độc khí; ⑦ Sự ảnh hưởng của Ozone còn phức tạp hơn rất nhiều, triệu chứng của người bị nhẹ là sự hoạt động của phổi bị giảm, triệu trứng của người bị nặng đó là xuất hiện triệu chứng viêm phế quản nặng; ⑧ Khi nồng độ Hydro Sulfide là 100 mg/L, nếu hít vào với thời gian từ 2~15 phút có thể khiến khứu giác của con người rất mệt mỏi, và khi ở nồng độ cao, nó có thể gây rối loạn chức năng hệ thống toàn cơ thể và dẫn đến tử vong; ⑨ Triệu chứng ngộ độc nhẹ với chất Cyanide sẽ gây ra triệu chứng kích thích niêm mạc, triệu chứng của người ngộ độc nặng là sự nhận thức sẽ dần bị mất, co giật mạnh, huyết áp hạ thấp, suy hô hấp nhanh và dẫn đến tử vong, ngộ độc có thể để lại các di chứng về sau như: đau đầu, mất khả năng nói, co giật và các di chứng khác; ⑩ Fluoride xâm nhập vào cơ thể con người qua đường hô hấp, đường tiêu hóa hoặc da, nó chủ yếu gây tổn thương cho xương, cơ quan tạo máu, hệ thần kinh, răng, niêm mạc da, đối với các trường hợp bị nặng có thể gây tử vong do liệt hoặc hư đường hô hấp v.v ... Clo gây ngộ độc cho cơ thể người chủ yếu qua đường hô hấp và niêm mạc da, khi nồng độ Clo trong không khí đạt 0,04~0,06 mg/L, nó có thể gây ngộ độc rất nặng cho con người, khi nồng độ đạt 3 mg/L, nó sẽ gây bỏng hóa học cho phổi và dẫn đến tử vong một cách nhanh chóng.

2. Nguồn gây ô nhiễm chính cho không khí ngoài trời là gì?

Nguồn gây ô nhiễm chính cho không khí ngoài trời là do nguồn ô nhiễm công nghiệp, nguồn ô nhiễm sinh hoạt và nguồn ô nhiễm phương tiện giao thông.

Phương tiện giao thông khi đang vận hành sẽ thải ra một lượng lớn các chất gây ô nhiễm, đó chính là nguồn ô nhiễm chính gây ô nhiễm không khí thành phố. Ngoài ra, ô nhiễm không khí do trong quá trình sinh hoạt của con người gây nên cũng là một nguồn ô nhiễm đáng kể. Ví dụ như: khi đốt khí hóa lỏng, than, rơm củi tạo ra các loại khói ô nhiễm; trong quá trình nấu ăn như rán, xào, hấp, nấu sẽ tạo các loại sương khói; sử dụng các loại nước hoa, xà phòng, nước tẩy rửa; sử dụng các loại chất bảo quản để giữ quần áo, chăn màn; sử dụng các loại sơn để sơn đồ dùng nội thất và sơn tường; các loại gạch men nhân tạo sẽ phát ra lượng lớn khí Helium; chăn màn sau khi sử dụng sẽ tỏa ra lượng lớn mùi khó chịu.

3. Có ảnh hưởng như thế nào đối với sức khỏe con người nếu rác thải sinh hoạt không được xử lý đúng?

Hàng ngày, mỗi gia đình đều thải ra các loại rác thải sinh hoạt, nước thải, phân v.v. nếu như các loại rác thải này không được xử lý đúng cách, nó không những chỉ là sự bẩn thỉu bừa bộn, không vệ sinh mà còn gây ô nhiễm cho nguồn nước uống, bốc mùi hôi thối, sinh ra ruồi, muỗi và còn là nguồn cung cấp "thực phẩm" cho loài chuột. Đặc biệt khi vào mùa hè vấn đề này còn rõ rệt hơn, nó còn có thể gây ra sự lây lan "Bốn loại bệnh nguy hại". Ruồi là loài có thể lan truyền căn bệnh kiết lỵ, thương hàn, dịch tả, viêm tủy bại liệt, ho lao, viêm gan, bệnh ký sinh trùng và nhiều loại bệnh khác. Muỗi là loài có thể lan truyền các loại bệnh như viêm gan B, sốt rét. Chuột có thể lan truyền các loại bệnh như dịch hạch, sốt xuất huyết. Loài gián có thể lan truyền các loại bệnh như kiết lỵ, viêm gan v.v..

4. Sự nguy hại của nguồn nước ô nhiễm đối với sức khỏe con người như thế nào?

Sự nguy hại của nguồn nước ô nhiễm đối với sức khỏe như sau: ① Nếu uống nước uống có chứa một lượng lớn vi khuẩn gây bệnh có thể gây ra sự lây lan của các bệnh truyền qua nước; ② Nếu uống nước có chứa hàm lượng lớn các chất hóa học hoặc truyền theo hình thức chuỗi thức ăn sẽ gây nên hàng loạt hiện tượng trúng độc cấp tính hoặc mãn tính và các loại bệnh u bướu (ung thư) cho con người; ③ Một số chất ô nhiễm còn có thể cản trở việc tự làm sạch các vùng nước, dẫn đến sự nguy hại còn lớn hơn; ④ Một số chất ô nhiễm có thể làm giảm tính chất cảm quan chất lượng nước, khiến chúng ta không thể sử dụng được nguồn nước này nữa. ⑤ Sau khi nguồn nước bị ô nhiễm, mối nguy hiểm chủ yếu và phổ biến nhất đối với cơ thể con người là sự trúng độc nguy hiểm cấp tính, mãn tính và lâu dài của con người.

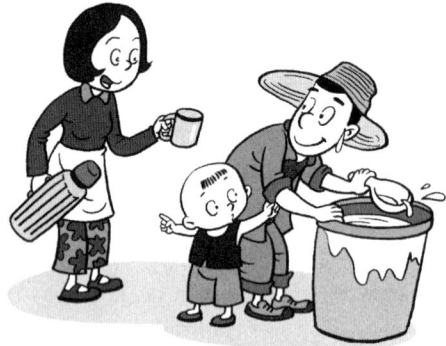

5. Sự ảnh hưởng của nhiệt độ không khí đối với sức khỏe con người như thế nào?

Dựa trên những phép đo có liên quan, thì nhiệt độ từ 15~21°C là mức nhiệt độ môi trường thoải mái nhất, trong mức nhiệt độ này, mức tiêu hao năng lượng trong cơ thể con người là nhỏ nhất, hiệu suất làm việc cao nhất, phù hợp nhất cho sinh hoạt và công việc của con người.

Tác động của nhiệt độ cao đối với cơ thể con người: Ở nhiệt độ cao, nhằm tiến hành điều tiết thân nhiệt, cơ thể con người sẽ gia tăng sản lượng máu, từ đó sẽ làm tăng thêm gánh nặng cho tim mạch, mạch đập nhanh hơn. Máu trong cơ thể sẽ được phân phối lại, dẫn đến việc thiếu máu cục bộ trong đường tiêu hóa. Do việc đổ mồ hôi sẽ thải ra một lượng lớn muối và nước, khiến nồng độ axit của dịch dạ dày giảm thấp, giảm thiểu lượng dịch tiêu hóa được tiết ra, dẫn đến việc ức chế khả năng tiêu hóa hấp thụ ở những mức độ khác nhau, từ đó gây ra tình trạng mất cảm giác ngon miệng, khó tiêu và sự gia tăng tỷ lệ mắc các chứng bệnh về dạ dày và đường ruột. Môi trường nóng ẩm có tác dụng ức chế trung khu thần kinh, được biểu hiện ở việc suy yếu quá trình hưng phấn ở vỏ não, thời kỳ ủ bệnh của phản xạ có điều kiện lâu dài, khó tập trung. Trong trường hợp nghiêm trọng, sẽ xuất hiện các triệu chứng như chóng mặt, nhức đầu, buồn nôn, mệt mỏi và thậm chí suy sụp tinh thần.

Tác động của môi trường nhiệt độ thấp đối với cơ thể con người: ở môi trường nhiệt độ thấp, da và mạch máu của cơ thể con người sẽ co lại, nhiệt độ trên bề mặt cơ thể con người bị hạ thấp, làm cho sự bức xạ và tản nhiệt đối lưu sẽ hạ xuống mức tối thiểu; Khi bị lạnh quá mức, da và mạch máu sẽ ở trạng thái bị co lại ở mức cực độ, lưu lượng máu trên bề mặt cơ thể con người sẽ giảm xuống rõ rệt hoặc thậm chí xảy ra tình trạng ngưng trệ hoàn toàn; Khi nhiệt độ xuống tới mức mô có thể đóng băng (-5°C), thì mô sẽ bị đóng băng và bị cước. Khi nhiệt độ môi trường ở dưới 10°C, hiện tượng thường thấy là chân tay bị cóng buốt, khi nhiệt độ ở 12°C, thì đã ảnh hưởng đến độ khéo léo, linh hoạt và sự phối hợp của bàn tay, hiệu quả hoạt động của bàn tay đã giảm xuống rõ rệt.

CHƯƠNG III   ẨM THỰC, DINH DƯỠNG VÀ SỨC KHỎE

1. Dinh dưỡng là gì?

Dinh dưỡng là toàn bộ quá trình tiêu hóa, hấp thu và sử dụng các chất dinh dưỡng trong thực phẩm để duy trì các hoạt động sống của cơ thể. Dinh dưỡng là một sự tác dụng và chúng ta không nên chỉ hiểu một cách đơn thuần rằng đó là một chất dinh dưỡng.

2. Trong cuộc sống hàng ngày, con người cần những loại dinh dưỡng gì?

(1) Thành phần chính của cơ thể con người chính là Protein. Protein là chất quan trọng trong tổ chức cơ thể con người, hệ thần kinh, cơ bắp, xương cốt, thậm chí là tóc, lông v.v. đều có chứa hàm lượng lớn Protein. Do vậy, cần phải cung cấp đầy đủ lượng chất Protein cho cơ thể mới có thể đáp ứng các nhu cầu hoạt động của cơ thể con người.

(2) Nguồn năng lượng lớn của cơ thể con người-Chất béo: Chất béo trong cơ thể con người có chức năng chủ yếu là dự trữ và cung cấp nguồn năng lượng, nó là nguồn nguyên liệu dự trữ của Đường-một chất chính của nguồn năng lượng cơ thể con người.

(3) Nguồn năng lượng chính cho sự sống-Carbohydrate. Năng lượng được giải phóng bởi sự phân hủy Carbohydrate có thể duy trì tất cả các hoạt động sinh lý như nhịp tim, hô hấp, kích thích thần kinh và hoạt động của não.

(4) Các loại Vitamin mà cơ thể con người cần. Các loại Vitamin chủ yếu là Vitamin A-một chất dinh dưỡng để bảo vệ thị lực, Vitamin C-một chất dinh dưỡng để tăng cường hệ thống miễn dịch, Vitamin D-một chất dinh dưỡng cho xương cốt được chắc khỏe, Vitamin E-một chất dinh dưỡng để chống lão hóa, Vitamin B_1-một chất dinh dưỡng để chống hôi chân, Vitamin B_2- "Vệ sĩ" màu vàng của sức khỏe.

(5) Các chất khoáng mà cơ thể cần. Canxi chính là "Bê tông cốt thép" của cơ thể con người, "Anh em sinh đôi" với Caxi chính là Phốt pho, "Thành phần muối" của cơ thể con người chính là Natri và Kali, "Bông hoa của sự sống" chính là Kẽm, "Vệ sĩ" của máu chính là Sắt và dinh dưỡng để phát triển trí tuệ chính là I-ốt.

(6) Cái nôi của sự sống-Nước. Nước chiếm khoảng 60% thành phần trọng lượng cơ thể người trưởng thành, được coi là nguồn dinh dưỡng tất yếu nhất, quan trọng nhất, sự quan trọng của nó đối với sự sống con người chỉ đứng sau không khí.

3. Protein có những chức năng sinh lý gì? Khi cơ thể thiếu Protein sẽ có ảnh hưởng gì?

Chức năng sinh lý của Protein: ① Tạo nên và tu bổ tổ chức cơ thể con người; ② Được sử dụng để đổi mới và tu bổ tổ chức tế bào mô; ③ Điều hòa chuyển hóa chất và chức năng sinh lý; ④ Oxy hóa để cung cấp năng lượng, 1g Protein oxy hóa trong cơ thể có thể cung cấp khoảng $1,67 \times 10^4$ joules năng lượng; ⑤ Các chức năng khác như: Chức năng sinh lý của protein huyết tương đa chức năng.

Thiếu Protein sẽ làm cho thể chất cơ thể bị giảm sút, sức đề kháng kém, hơn nữa còn dẫn đến tình trạng căng thẳng thần kinh. Cơ thể thiếu Protein sẽ có các triệu chứng không tốt như: các chức năng của cơ thể con người bị giảm, thiếu tập trung, tinh thần mệt mỏi, lão hóa sớm, da khô, suy tim, tóc bạc v.v...

Ở nữ giới, nếu thiếu Protein sẽ không thể hình thành được chất Collagen, do đó khiến nếp nhăn xuất hiện sớm, nếu phụ nữ mang thai mà thiếu Protein sẽ khiến cho sự phát triển của thai nhi bị ảnh hưởng.

Trẻ em hoặc thiếu niên khi thiếu Protein sẽ dẫn đến sự chậm phát triển, cơ thể có thể bị dị dạng hoặc thấp bé.

Với những người trưởng thành bị thiếu Protein sẽ dẫn đến sức đề kháng giảm sút, xuất hiện các triệu chứng như gầy, bụng ỏng, phù thũng, dễ dẫn đến các bệnh về tim mạch.

Đối với người già bị thiếu Protein sẽ dẫn đến các loại bệnh người cao tuổi như cao huyết áp, bệnh tim mạch, bệnh ung thư v.v..

4. Các loại thực phẩm nào chứa hàm lượng Protein cao? Làm thế nào để nâng cao hiệu quả sử dụng Protein?

Nguồn gốc Protein lấy từ động vật bao gồm: các thực phẩm được làm từ trứng, sữa, thịt, cá, thịt các loại gia cầm; nguồn gốc Protein được lấy từ thực vật như: các loại đậu (đỗ), các loại hạt quả và các loại thân rễ của ngũ cốc v.v..

Các loại gạo, kê, ngô, cao lương... là các loại ngũ cốc chiếm tỷ lệ khá lớn trong ba bữa ăn hàng ngày, có thể cung cấp 60%~70% nhiệt lượng (calo), 50% protein và một lượng Vitamin B và muối vô cơ tương đối lớn cho cơ thể. Các loại thực phẩm này tuy đã có thể cung cấp cho cơ thể một lượng Protein, nhưng trong thành phần tạo nên Protein này lại thường thiếu chất Lysine và Methionine thiết yếu mà cơ thể cần, làm giảm đáng kể giá trị dinh dưỡng của chất Protein trong ngũ cốc.

Để bổ sung sự thiếu hụt Protein trong ngũ cốc, nâng cao giá trị sinh học của Protein này, cần phải chọn loại thực phẩm có hàm lượng Lysine để sử dụng cùng. Nhìn chung, các loại thực phẩm có nguồn gốc từ động vật như: thịt, trứng, sữa đều có hàm lượng Lysine khá cao, nó được sử dụng cùng với các loại gạo, mì là tốt nhất, nó có thể bù đắp sự thiếu hụt Lysine trong Protein ngũ cốc. Nếu hàng ngày thường ăn các loại thực phẩm như cháo trứng thịt, bánh bao nhân thịt, sủi cảo, mì vằn thắn, mì trứng thịt v.v. thì đây là sự kết hợp thực phẩm cực kỳ tốt.

5. Carbohydrate là gì? Các tính năng chính của nó là gì?

Carbohydrate là một trong những chất dinh dưỡng chính cần thiết cho sự tăng trưởng và phát triển của cơ thể con người. Đây là một loại hợp chất hữu cơ và là một tên gọi chung cho tất cả các loại Đường, do vậy, Carbohydrate còn được gọi là Đường. Nó được tạo nên từ ba nguyên tố: Carbon, Hydro và Oxy, nó được chia thành bốn loại: Monosacarit, Disacarit, Oligosacarit và Polysacarit.

Carbohydrate bao gồm 5 chức năng chính dưới đây.

(1) Carbohydrate là nguồn nhiệt lượng (calo) quan trọng nhất và kinh tế

nhất cho con người vì nó được lấy chính từ chế độ ăn uống hàng ngày.

(2) Carbohydrate tham gia vào các hoạt động trao đổi chất khác nhau của tế bào cơ thể con người và nó là chất quan trọng tạo nên cơ thể. Ví dụ như Glycolipids là những chất không thể thiếu trong cấu trúc màng tế bào; Chất nhầy Protein rất cần thiết cho sự hình thành mô liên kết; Ribose và Deoxyribose là thành phần quan trọng của Axit nucleic; mô thần kinh cũng chứa Glycolipids. Đường tham gia vào nhiều quá trình sống trong cơ thể con người.

(3) Các Glycogen được lưu trữ trong gan và cơ bắp có thể bị phân giải thành nhiệt lượng (calo), nó còn có tác dụng giải độc một số chất có hại trong cơ thể. Glucose là nguồn nhiệt lượng (calo) duy nhất cho não người, vì vậy Carbohydrate rất quan trọng để duy trì tính toàn vẹn của hệ thần kinh trung ương.

(4) Khi Carbohydrate được cung cấp đủ, việc Protein bị tiêu thụ như một nguồn nhiệt lượng có thể được giảm đi, điều này có lợi cho chức năng sinh lý đặc biệt của Protein, tức là có tác dụng bảo vệ Protein.

(5) Mặc dù Polysacarit khó tiêu không được cơ thể con người tiêu hóa và hấp thụ, nhưng nó có thể kích thích sự tiết dịch tiêu hóa và nhu động của ruột, nó có thể hấp thụ và giữ thành phần nước, làm cho phân mềm và dễ trôi ra.

6. Loại chất béo (Lipit) là gì? Loại chất béo (Lipit) nào tốt cho sức khỏe?

(1) Loại chất béo (Lipit) là tên gọi chung của chất béo trung tính và Lipid, nó là thành phần quan trọng của cơ thể con người. Chất béo trung tính là hợp chất của Axit béo và Glycerol. Thực phẩm giàu chất béo bao gồm: thịt mỡ, mỡ lợn, bơ và dầu thực vật v.v... Lipid là những chất có thể hòa tan trong dung môi chất béo và chất béo, chủ yếu gồm có Phospholipid, Glycolipids, Cholesterol và Cholesterol ester.

(2) Lipit có lợi đối với sức khỏe qua 6 phương diện sau.

① Cung cấp nhiệt lượng (calo). Chất béo là nguồn tạo ra lượng Calo lớn nhất, trong cơ thể, khi nó oxy hóa để tạo ra lượng Calo gấp 1,5 lần so với

Carbohydrate hoặc Protein.

② Hình thành các mô cơ thể. Một số Lipid như Phospholipids và Cholesterol là thành phần chính của tế bào và đóng vai trò quan trọng trong quá trình hoạt động của đời sống con người.

③ Cung cấp Axit béo thiết yếu. Các Axit béo thiết yếu cần thiết cho cơ thể chủ yếu được lấy từ chất béo trong các bữa ăn hàng ngày. Các Axit béo thiết yếu có nhiều chức năng sinh lý trong cơ thể.

④ Thúc đẩy sự hấp thụ các Vitamin hòa tan trong chất béo. Chất béo là chất mang Vitamin tan trong chất béo. Nếu trong thức ăn nạp vào cơ thể mà thiếu lượng chất béo, nó sẽ ảnh hưởng đến việc hấp thụ và tận dụng Vitamin tan trong chất béo.

⑤ Duy trì nhiệt độ cơ thể, bảo vệ các cơ quan nội tạng. Chất béo là một chất dẫn nhiệt kém, ngăn cản sự tản nhiệt từ bề mặt cơ thể. Chất béo có tác dụng như là một miếng đệm, có thể bảo vệ và cố định các cơ quan của con người, để tránh khỏi sự ma sát và dịch chuyển cơ học.

⑥ Cải thiện mùi vị và cảm quan của món ăn. Chất béo tồn tại trong dạ dày con người trong một thời gian dài, khi bạn ăn thực phẩm có nhiều chất béo, bạn có thể cảm thấy no và không đói. Chất béo có thể làm tăng hiệu quả nấu ăn của món ăn, tăng mùi thơm của thức ăn và khiến người ăn cảm thấy ngon miệng.

7. Đặc điểm của các chất dinh dưỡng chủ yếu của rau củ và trái cây là gì? Chúng có thể thay thế được cho nhau hay không?

Hầu hết trong các loại trái cây đều chứa thành phần chủ yếu là các loại Vitamin, muối vô cơ, nguyên tố vi lượng và Carbohydrate. Ví dụ như trong quả táo rất giàu Magiê, Fructose và Pectin.

Các chất dinh dưỡng chính của các loại rau là Vitamin, Đường và chất xơ. Hàm lượng Hormon thực vật có nhiều nhất trong các mầm non rau.

Trong trái cây và rau củ, mặc dù chúng có chứa Vitamin C và nhiều khoáng chất khác, nhưng giữa chúng có hàm lượng các chất khác nhau. Trong rau, đặc biệt là loại rau lá xanh, chứa nhiều Vitamin C và khoáng chất; trong khi đó, ngoài các loại trái cây chứa nhiều Vitamin C như táo tàu tươi, sơn tra và cam quýt ra, thì các loại trái cây khác như táo, lê, chuối lại có hàm lượng Vitamin.

Hầu hết các loại trái cây đều có chứa nhiều Axit hữu cơ, Axit citric v.v... nhưng trong rau lại không có những chất này. Những Axit hữu cơ và Axit citric có thể kích thích sự tiết dịch tiêu hóa, vì vậy ăn một ít trái cây sau bữa ăn có thể giúp tiêu hóa tốt hơn. Carbohydrate có trong hầu hết các loại trái cây chủ yếu là Glucose, Fructose và Sucrose loại Monosacarit hoặc Disacarit, trong khi đó, Carbohydrate có trong hầu hết các loại rau chủ yếu là tinh bột loại Disacarit. Từ sự tiêu hóa và hấp thu của cơ thể con người và các tác dụng sinh lý khác, Glucose, Fructose và Sucrose có thể được hấp thụ trực tiếp ở ruột non mà không cần tiêu hóa, trong khi đó Polysacarit cần phải được tiêu hóa và thủy phân thành các đường tiêu hóa dưới tác động của các Enzyme tiêu hóa khác nhau mà mới được hấp thụ trong đường ruột một cách từ từ. Có thể thấy rằng, mỗi loại rau và trái cây đều có những đặc điểm và tác dụng riêng của nó và chúng không thể thay thế cho nhau. Hiện tại, trái cây và rau quả có nhiều, nên ăn rau củ và trái cây sao cho cân bằng được hàm lượng dinh dưỡng, nhất là người già, trẻ em và người bệnh, trái cây là thứ không thể thiếu.

8. Người khỏe mạnh ăn uống thế nào cho hợp lý?

Người khỏe mạnh phải ăn uống với chế độ sao cho đảm bảo tỷ lệ các chất dinh dưỡng cần thiết cho cơ thể, ví dụ như: Protein, chất béo, Carbohydrate, Nitơ, Canxi, Phốt pho và các chất dinh dưỡng khác.

(1) Căn cứ vào giới tính, độ tuổi, tính chất công việc của người sử dụng chế độ ăn uống để xác định khối lượng nhiệt lượng (calo) và chất dinh dưỡng được nạp hàng ngày. Bình thường, tỷ lệ Carbohydrate, chất béo và Protein trong chế độ ăn uống tốt nhất là 5 : 1,5 : 1.

(2) Số lượng thực phẩm chủ yếu được nạp vào trong cơ thể hàng ngày được xác định theo điều kiện sống và lao động của thực khách. Ví dụ, một phụ nữ trưởng thành tham gia lao động thể chất vừa phải cần cung cấp 500 g lương thực mỗi ngày, trong đó 350 g là gạo và 150 g là bột mì.

(3) Căn cứ vào điều kiện kinh tế và tình hình lương thực của địa phương để xác định số lượng các loại thực phẩm đậu (đỗ) và thịt động vật. Ví dụ, một phụ nữ trưởng thành tham gia lao động thể chất vừa phải cần cung cấp 100 g thịt, 50 g loại đậu và 20 g dầu ăn mỗi ngày.

(4) Xác định lượng rau mỗi ngày. Bình thường, lượng rau củ mà mỗi người mỗi ngày ăn đều cần phải đáp ứng đủ nhu cầu về các chất Carotene, Vitamin B_2, Vitamin C, Canxi và Sắt. Thông thường, mỗi ngày mỗi người cần ăn từ 500~750 g rau, trong đó lượng rau xanh tốt nhất là nên chiếm một nửa, và ngoài rau xanh ra, nên chọn các loại rau màu vàng, cam và đỏ, vì những loại rau có màu này chứa nhiều Carotene, Vitamin B_2 và Vitamin C.

9. Thanh thiếu niên nên ăn uống sao cho hợp lý?

Thanh thiếu niên đang trong độ tuổi phát triển thể chất và cao điểm tăng trưởng, chế độ ăn uống hợp lý đặc biệt quan trọng trong thời gian này. Thanh thiếu niên đang trong giai đoạn học tập vất vả, các hoạt động cũng nhiều, nên cần bổ sung nhiều năng lượng và nên ăn nhiều ngũ cốc. Ngoài ra cần bổ sung thêm lượng lớn Protein chất lượng tốt, bao gồm cả đậu nành và Protein động vật. Mỗi ngày cần cung cấp 300~500 g lương thực (nam sinh trung học phải đảm bảo tuyệt đối lượng thực phẩm mỗi ngày là 500 g), thịt và gia cầm 100~200 g, các sản phẩm làm bằng đậu khoảng 50~100 g, 50~100 g trứng, 350~500 g rau, còn phải ăn nhiều trái cây và các loại hạt, và hải sản như tảo tía và rong biển. Nấm, mộc nhĩ và các loại nấm khác nên được ăn mỗi tuần. Thanh thiếu niên cần rất nhiều canxi, nên ăn nhiều tép, sườn heo xốt chua ngọt, cá nhỏ chiên giòn (có thể ăn được cả xương), canh xương…và bổ sung lượng canxi cần thiết cho xương của thanh thiếu niên đang trong độ tuổi "Ngày càng lớn lên".

10. Chế độ ăn uống cho người già sao cho hợp lý?

Trong cuộc sống hàng ngày, chế độ dinh dưỡng hợp lý đối với sức khỏe của người cao tuổi có mối quan hệ chặt chẽ với nhau. Để có đủ dinh dưỡng, người cao tuổi phải ăn nhiều loại thực phẩm, và chúng phải được kết hợp đúng cách, nếu không sẽ ảnh hưởng đến sức khỏe.

Người già cũng nên ăn nhiều dầu thực vật có chứa axit béo không bão hòa. Các loại ngũ cốc thô, ngũ cốc hỗn hợp, khoai, rau và trái cây rất giàu muối vô cơ, Vitamin và chất xơ, trái cây cũng chứa Pectin, các loại này đều có lợi cho việc tiêu hóa và hấp thu của đường tiêu hóa, có lợi cho chuyển hóa chất béo, có thể làm giảm mỡ máu và táo bón. Nấu các loại thực phẩm phải phù hợp với nhu cầu của người trung niên và người cao tuổi, phải dễ nhai và dễ tiêu hóa, các món ăn phải có màu sắc bắt mắt và mùi vị hấp dẫn để thúc đẩy sự thèm ăn. Trong quá trình chế biến, cần chú ý đến việc giữ các Vitamin không bị mất đi. Không nên ăn các loại thực phẩm nhiều dầu mỡ hoặc chiên. Không ăn hoặc ăn ít gạo nếp và thức ăn có chất dính và khó tiêu hóa khác. Chế độ ăn uống của người cao tuổi nên thanh đạm và hợp khẩu vị, không nên ăn thức ăn quá mặn để tránh bệnh cao huyết áp. Ngoài ra, nên chú ý ăn ít và chia thành nhiều bữa nhỏ; vào buổi tối, để dễ ngủ, bạn có thể uống đồ uống nóng; không nên ăn các thực phẩm có tính kích thích và uống đồ uống gây kích thích, không ăn cá có nhiều xương và thức ăn gia cầm có xương; không nên ăn các loại rau xơ thô và trái cây cứng, để tránh làm hỏng răng hoặc ảnh hưởng đến tiêu hóa; ăn ít chất béo động vật; uống ít rượu để tránh các bệnh như gan nhiễm mỡ, xơ gan và tim mạch.

11. Người mắc bệnh mãn tính phải có chế độ ăn uống thế nào cho hợp lý?

Người mắc các bệnh mãn tính nên duy trì chế độ ăn bình thường, đảm bảo ngủ đủ giấc và căn cứ vào các chứng bệnh khác nhau, tình hình căn bệnh và tình hình sức khỏe để điều chỉnh, sắp xếp hợp lý. Theo dữ liệu, ngoại trừ sữa mẹ, bất kỳ một loại thực phẩm tự nhiên nào cũng không thể cung cấp tất cả các chất dinh dưỡng cần thiết cho cơ thể con người, chế độ ăn uống cân bằng phải bao gồm nhiều loại thực phẩm mới có thể đáp ứng được các loại dinh dưỡng cần thiết cho cơ thể, để đạt được lượng dinh dưỡng hợp lý và khỏe mạnh, chính vì vậy cần đề xướng ăn nhiều loại thực phẩm khác nhau.

(1) Thực phẩm đa dạng và ngũ cốc là chủ yếu. Nhiều loại thực phẩm nên bao gồm năm loại như sau: loại thứ nhất là ngũ cốc và khoai: ngũ cốc bao gồm

gạo, mì, các loại ngũ cốc khác v.v.. Khoai bao gồm khoai tây, khoai lang, sắn v.v. chủ yếu cung cấp Carbohydrate, Protein, chất xơ và Vitamin B. Loại thứ hai là thực phẩm động vật, bao gồm: thịt, gia cầm, cá, sữa, trứng v.v. chủ yếu cung cấp Protein, chất béo, khoáng chất, Vitamin v.v.. Loại thứ ba là đậu và các sản phẩm chiến biến bằng, bao gồm đậu nành và các loại đậu khô khác, chủ yếu cung cấp Protein, chất béo, chất xơ, khoáng chất và Vitamin B. Loại thứ tư là rau và trái cây bao gồm đậu tươi, thân rễ, rau lá, vỏ v.v... chủ yếu cung cấp chất xơ, khoáng chất, Vitamin C và Carotene. Loại thứ năm là thực phẩm nhiệt lượng tinh khiết (calo tinh khiết) bao gồm: dầu động vật, dầu thực vật, tinh bột và đường ăn, chủ yếu cung cấp năng lượng. Dầu thực vật cũng cung cấp Vitamin E và axit béo thiết yếu.

Chúng ta nên duy trì thói quen ăn ngũ cốc là thức ăn chính. Ngoài ra, hãy chú ý đến chế độ ăn thô-tinh hỗn hợp, nên thường xuyên ăn một số loại ngũ cốc thô, ngũ cốc hỗn hợp. Gạo và lúa mì không nên xay quá mịn, nếu không phần lớn các vitamin, khoáng chất và các chất dinh dưỡng khác và chất xơ có trong bề mặt của hạt sẽ bị mất đi.

(2) Ăn nhiều rau, trái cây và khoai. Rau có rất nhiều loại, bao gồm lá, thân, hoa, vỏ, đậu tươi của thực vật và nấm ăn, tảo v.v.. Các loại rau khác nhau thì hàm lượng của các chất dinh dưỡng trong nó cũng khác nhau, thậm chí sự khác nhau còn rất lớn. Các loại rau có màu đậm như màu đỏ, vàng, xanh có giá trị dinh dưỡng cao hơn các loại rau có màu nhạt và trái cây bình thường, chúng là nguồn chính hoặc quan trọng của Carotene, Vitamin B_2, Vitamin C, Axit folic, khoáng chất (Canxi, Phốt pho, Kali, Magiê, Sắt), chất xơ và chất chống oxy hóa tự nhiên. Các loại trái cây như: Kiwi, lê gai, hắc mai biển, Blackcurrant v.v. cũng rất giàu vitamin C và Carotene.

12. Ăn uống quá nhiều có ảnh hưởng gì đối với sức khỏe?

Ăn uống quá nhiều là một thói quen ăn uống không tốt, nó gây tác hại rất lớn cho sức khỏe con người.

Sau khi ăn, thức ăn được nuốt vào thực quản sau khi nhai, và sau đó đi vào dạ dày, thức ăn và các chất trong của dạ dày được đảo trộn kỹ với nhau, lưu trữ và thành một lô định lượng được đưa đến ruột non qua môn vị. Protein được tiêu hóa bước đầu trong dạ dày, trong khi các chất hòa tan có chất béo cao như chất cồn được hấp thụ trong dạ dày với một lượng nhỏ, Carbohydrate, Protein, chất béo, Vitamin, chất điện giải v.v. được tiêu hóa và hấp thu hoàn toàn là ở ruột non. Trên bề mặt trong thành ruột non có các nếp gấp, với sự trợ giúp của các loại dịch tiêu hóa khác nhau, các chất dinh dưỡng được hấp thụ hoàn toàn trong ruột non. Còn lượng thức ăn dư thừa tồn tại trong ruột già khoảng 1~2 ngày, hấp thụ 1500~2000 ml lượng nước dư thừa mỗi ngày, thông qua nhu động của ruột già, nó được bài tiết ra ngoài dưới dạng phân. Nếu bạn ăn quá nhiều, nó sẽ phá vỡ hoàn toàn quy luật tiêu hóa và hấp thu thức ăn bình thường của đường tiêu hóa.

Sau khi ăn uống nhiều sẽ xuất hiện các triệu chứng như: bị chóng mặt, tim đập nhanh, tinh thần hoảng loạn, rối loạn hệ tiêu hóa, tức ngực, khó thở, tiêu chảy hoặc táo bón, trường hợp bị nặng còn dẫn đến bị viêm dạ dày, ruột cấp tính và thậm chí chảy máu dạ dày; nếu ăn quá nhiều thịt cá và uống nhiều rượu sẽ làm gan và túi mật phải hoạt động quá tải, tế bào gan làm tăng tốc trao đổi chất, tăng bài tiết mật, gây tổn thương chức năng gan, gây viêm túi mật và tình trạng của bệnh nhân viêm gan sẽ bị nặng thêm, đồng thời, nó cũng làm cho lượng lớn dịch tụy bị tiết ra, tăng áp lực ở tá tràng và dẫn đến viêm tụy cấp, trường hợp bị nặng có thể dẫn đến tử vong. Nghiên cứu cho thấy, hai giờ sau khi ăn uống quá nhiều, tỷ lệ nguy hại của nguy cơ mắc bệnh tim tăng lên gấp 4 lần; khi bị tiêu chảy, người già mất nhiều nước, lượng máu lưu thông toàn thân giảm, máu bị cô đặc và nhớt, chảy chậm, có thể gây tắc mạch máu não, lưu lượng máu não bị gián đoạn và hình thành nên triệu chứng nhồi máu não. Trong trường hợp xảy ra bất cứ triệu chứng nào nêu trên, những người bị nặng cần phải đến bệnh viện kịp thời để xử lý đúng cách ngăn ngừa vì sự chậm trễ dẫn đến bệnh trầm nặng hơn.

13. Ngộ độc thực phẩm là gì? Thông thường các loại thực phẩm nào thường gây ra ngộ độc?

Các sự cố ngộ độc thực phẩm xảy ra thường xuyên, đe dọa nghiêm trọng đến sức khỏe và an toàn tính mạng của mọi người. Ngộ độc thực phẩm chủ yếu đề cập đến một bệnh cấp tính do thực phẩm gây nên, chủ yếu là khi con người ăn thực phẩm có chất độc hại và gây ra các triệu chứng cấp tính về đường tiêu hóa trong một thời gian ngắn.

Thời gian ủ bệnh ngộ độc thực phẩm ngắn, phát bệnh nhanh, quá trình phát bệnh một cách bùng phát rất nhanh. Các triệu chứng ban đầu bị ngộ độc thực phẩm thường xuất hiện trong vòng 1~2 giờ sau khi ăn, và những người ngộ độc muộn là khoảng 1 ngày, những người ăn cùng một loại thực phẩm thường sẽ bị ngộ độc trong cùng một thời gian. Nếu trong một gia đình hoặc một nhóm người mà đột nhiên có nhiều người bị buồn nôn, nôn, đau bụng, tiêu chảy và thậm chí sốc nặng, thì rất có thể là đã xảy ra ngộ độc thực phẩm toàn thể, và nên được đưa đến bệnh viện kịp thời để cấp cứu, đồng thời, cần giữ nguyên hiện trường, giữ và lấy chất mẫu mà người bệnh đã nôn ra, bài tiết ra và các thực phẩm ăn còn dư thừa để mang đi xét nghiệm chuẩn đoán.

Thực phẩm gây ngộ độc thực phẩm tính vi khuẩn chủ yếu là thực phẩm động vật như thịt, cá, sữa và trứng. Một số ít là thực phẩm thực vật, chẳng hạn như thức ăn thừa, gạo nếp, bánh nếp lạnh và các loại thực phẩm mì lên men. Các loại động vật, thực vật sau ăn thường bị ngộ độc là: ngộ độc cá nóc, ngộ độc loại cá có hàm lượng Histamine cao, ngộ độc nấm độc, ngộ độc thực vật có chứa Xyanua, ngộ độc khoai tây nảy mầm, ngộ độc quả đậu, ngộ độc sữa đậu nành v.v..

Ngộ độc thực vật có chứa Xyanua, thì ngộ độc hạnh nhân đắng là nhiều nhất, ngoài ra còn có ngộ độc hạt đào đắng, hạt coix, hạt mận, sắn v.v..

14. Ngộ độc chất cồn (rượu, bia) là gì? Làm sao để phòng và chữa?

Chất cồn (rượu, bia) hay còn được gọi là Ethanol, là một chất lỏng không màu, trong suốt, dễ bay hơi. Uống với số lượng lớn có thể gây ngộ độc rượu cấp tính, và đó là những gì chúng ta thường gọi là say rượu.

Rượu có một loạt các tác dụng trong cơ thể, nhưng nó chủ yếu ức chế chức năng não, xuất hiện một loạt các triệu chứng tâm thần và hệ thống thần kinh, ức chế trực tiếp trung tâm hô hấp và gây tê liệt, đây là nguyên nhân dẫn đến tử vong do ngộ độc rượu.

Ngộ độc rượu cấp tính thường có biểu hiện như: trước sự phấn khích, sau ức chế, nói năng liên thiên, vui buồn bất thường. Nói năng lảm nhảm không đầu không cuối, đi lại không vững, di chuyển vụng về. Những người ngộ độc nặng là có triệu chứng ngủ thiếp đi, hôn mê và một số người thì nôn

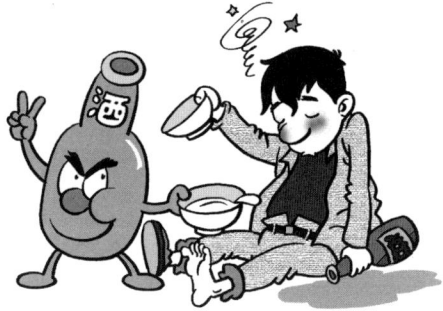

mửa, chảy nước dãi, đau đầu và thậm chí suy hô hấp và tuần hoàn dẫn đến tử vong. Những người bị ngộ độc thường có nguy cơ tử vong sau khi mất ý thức trong hơn 12 giờ đồng hồ.

Theo quan sát lâm sàng, các biểu hiện lâm sàng khi ngộ độc Ethanol có thể được chia làm ba giai đoạn.

(1) Giai đoạn hưng phấn: đại đa số là mặt đỏ, còn một số ít thì mặt có hiện tượng trắng bệch, kết mạc bị xung huyết, có sự phấn khích, nói nhiều, cảm xúc bị kích thích, vui buồn thất thường, thường bị nôn, các chất nôn ra và hơi thở có mùi cồn (rượu, bia).

(2) Giai đoạn mất sự cân bằng: Các động tác rất chệnh choạng, đi đứng không vững, nói năng không rành mạch, say túy lúy.

(3) Giai đoạn ngủ thiếp đi: da ướt lạnh, môi hơi tím, tim đập nhanh, hô hấp chậm và có tiếng ngáy (qua đường mũi), ngủ thiêm thiếp, đồng tử giãn, những người bị ngộ độc nặng còn có thể bị khó thở, tuần hoàn máu suy nhược dẫn đến tử vong.

Cách cứu chữa người bị ngộ độc chất cồn (rượu, bia) như sau.

(1) Người bị ngộ độc nhẹ không cần phải điều trị đặc biệt, chủ yếu là cần nằm nghỉ ngơi trên giường, chú ý giữ ấm để tránh bị cảm lạnh. Có thể uống một

chút giấm loãng (lấy một lượng nhỏ giấm ăn pha loãng với nước ấm) hoặc ăn một chút trái cây tươi đều có tác dụng giải độc chất cồn và tăng tốc độ bài tiết chất cồn.

(2) Những người bị ngộ độc vừa phải thì nên uống nhiều nước giấm hoặc nước đun sôi để nguội, sau đó dùng ngón tay để móc họng cho có thể nôn ra được, làm cho tất cả các thức ăn và chất cồn trong dạ dày được nôn ra. Phương pháp móc họng để nôn này rất quan trọng, có thể khiến cho nhiệt độ cơ thể con người tăng lên do sự hấp thụ chất cồn dần dần được hạ xuống, còn có thể giảm thiểu được sự hấp thụ cồn vào cơ thể, sau đó cho người bị ngộ độc cồn nằm xuống nghỉ ngơi và chú ý giữ ấm cơ thể cho họ.

(3) Những người bị ngộ độc cồn (rượu, bia) nặng sẽ xuất hiện triệu chứng như các động tác bất an, ngủ thiêm thiếp không tỉnh, môi tím, tim đập nhanh, thậm chí còn bị co giật, hôn mê, người bị ngộ độc cồn nặng cần phải được đưa đến bệnh viện để điều trị kịp thời. Để người bị ngộ độc nằm xấp, tránh sặc và bị hít các dịch nôn ra vào phổi, khí quản dẫn đến các hậu quả nghiêm trọng.

CHƯƠNG IV DI TRUYỀN, GEN VÀ SỨC KHỎE

1. Di truyền là gì?

Di truyền là một hiện tượng tương đối giống nhau giữa thế hệ cha mẹ ruột và thế hệ con, đây là một quá trình gen được truyền từ thế hệ cha mẹ sang thế hệ con, có nghĩa là, các đặc trưng về gen của cha mẹ có thể được truyền sang cho con.

Di truyền học thường đề cập đến hiện tượng các tính trạng của bố mẹ được thể hiện trong thế hệ tiếp theo. Tuy nhiên, trong di truyền học chủ yếu đề cập đến hiện tượng di truyền vật chất được truyền từ thế hệ trước sang thế hệ sau. Ví dụ, người cha bị mù màu, con gái có thị giác bình thường, nhưng do cô ấy thừa hưởng gen mù màu của cha, và có một nửa cơ hội để truyền gen này cho con trai của cô ấy, để biểu hiện tính trạng mù màu. Xét về tính trạng, người cha có tính trạng mù màu, nhưng con gái không có, tuy vậy khi xét đến tính liên tục của gen, nó được truyền từ thế hệ này sang thế hệ khác, và do đó mù màu được xem như là một bệnh di truyền. Yếu tố di truyền rất quan trọng đối với việc chăm sóc sức khỏe trước và sau sinh.

2. Yếu tố nào quyết định giới tính của con người?

Sinh con trai hoặc con gái, tự từ xưa đến nay luôn là một vấn đề được con người rất quan tâm, đặc biệt đối với các cặp vợ chồng đề xướng việc chỉ sinh một con, con người lại càng quan tâm hơn nữa đến vấn đề này. Như vậy làm thế nào để quyết định việc sinh con trai hay con gái?

Trong tế bào của con người sẽ có 23 cặp nhiễm sắc thể, trong đó có 22 cặp nhiễm sắc thể thường, và một cặp nhiễm sắc thể giới tính, giới tính của con người được quyết định bởi chính cặp nhiễm sắc thể giới tính này. Có hai loại nhiễm sắc thể giới tính: nhiễm sắc thể X và nhiễm sắc thể Y. Nhiễm sắc thể giới tính của nữ giới là hai sợi nhiễm sắc thể XX có cùng kích thước và hình dạng giống nhau, nhiễm sắc thể giới tính của nam giới thì lại khác biệt, một sợi là nhiễm sắc thể X, một sợi là nhiễm sắc thể Y với kích thước nhỏ hơn.

Vì nhiễm sắc thể giới tính của nữ giới là XX, nên chỉ có thể hình thành một loại noãn, tức là noãn này chỉ có chứa một sợi nhiễm sắc thể X; Nhiễm sắc thể giới tính của nam giới là XY, có thể hình thành hai loại tinh trùng, tức là có chứa tinh trùng X hoặc tinh trùng Y. Tinh trùng có chứa X sẽ kết hợp với noãn để tạo thành hợp tử XX, phát triển thành con gái; Tinh trùng có chứa Y kết hợp với noãn để tạo thành hợp tử XY, phát triển thành con trai. Khi thụ tinh, sự kết hợp giữa hai loại tinh trùng và noãn là sự kết hợp ngẫu nhiên, và cơ hội là ngang nhau, cũng có nghĩa rằng cơ hội hình thành hợp tử XX và hợp tử XY mỗi loại chiếm 50%. Do đó, tỷ lệ giới tính nam và nữ ở thế hệ tiếp theo trên tổng thể là gần bằng nhau.

Cơ chế X-Y để xác định giới tính nêu trên có hai đặc điểm chính: ① giới tính được xác định ngay tại thời điểm thụ tinh (mang thai), từ đó trở đi giới tính di truyền của đứa trẻ là không thể thay đổi nữa; ② Yếu tố đóng vai trò quyết định trong giới tính của con người là tinh trùng, một noãn sẽ phát triển thành con trai hay con gái, phụ thuộc vào việc tinh trùng được thụ tinh có chứa nhiễm sắc thể Y hay nhiễm sắc thể X, do đó, việc đổ lỗi cho người phụ nữ khi sinh ra bé gái là vô căn cứ. Mỗi lần xuất tinh, cơ thể người đàn ông xuất ra hàng trăm triệu tinh trùng, tinh trùng X và tinh trùng Y mỗi loại chiếm một nửa số lượng, còn việc xem tinh trùng nào được thụ tinh, hoàn toàn là ngẫu nhiên, và không thể bị thay đổi bởi ý chí của con người.

3. Cơ thể con người cao thấp gầy béo có mối liên hệ với di truyền không?

Vì sao con người lại có người cao người thấp, người gầy người béo, đây là một biểu hiện bên ngoài của chiều cao và trọng lượng cơ thể con người, thông thường sẽ có mối liên hệ với hai yếu tố lớn là di truyền và hoàn cảnh môi trường. Những trường hợp ví dụ khi quá cao hoặc quá béo một cách cực đoan đại đa số đều do bệnh tật gây nên.

Chiều cao và trọng lượng của con người có một phạm vi bình thường. Y học nhận định rằng, nếu chiều cao của nam giới không đủ 1,45 m, nữ giới không đủ 1,35 m, đều bị liệt vào dạng thấp bé; Nếu sau khi đã trưởng thành, cơ thể dưới 1,2 m, thì đa phần đều được nhận định là một bệnh thái. Còn việc tính toán chiều cao bao nhiêu mới gọi la cao, thì chưa có con số rõ rệt, ước chừng khoảng trên 2 m thì được xem như là cơ thể cao. Trọng lượng vượt quá bao nhiêu sẽ được gọi là béo phì? Y học quy định rằng vượt quá trọng lượng tiêu chuẩn 20% được gọi là béo phì, còn nếu thấp hơn trọng lượng tiêu chuẩn 10% thì sẽ liệt vào gầy.

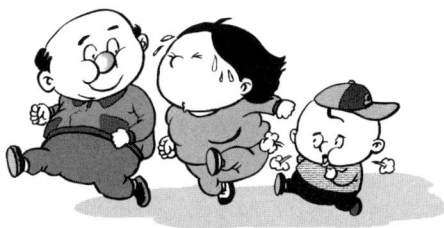

Di truyền gia tộc là một khâu quan trọng trong yếu tố bẩm sinh. Bố mẹ đều cao hoặc thấp, sẽ dẫn đến việc con cái cũng sẽ cao hoặc thấp; bố mẹ một thấp một cao, con cái của họ sẽ ở mức trung bình, chiều cao tầm trung, đây là một quy luật thông thường. Béo phì có tính di truyền không? Cha và mẹ đều béo phì thì xác suất về tỉ lệ béo phì của con cái sẽ khoảng 53%, nhưng nếu chỉ một trong hai bên cha mẹ béo phì, thì xác suất béo phì của con cái sẽ giảm xuống còn 40%.

Dinh dưỡng có mối liên hệ mật thiết đến sự cao thấp gầy béo của cơ thể con người, đây là một trong những nhân tố quan trọng về sự ảnh hưởng của hoàn cảnh môi trường. Một nhân tố môi trường khác có thể khiến con người tăng thêm chiều cao hoặc tăng thêm cân nặng đó là việc luyện tập thể dục thể thao. Đối với một đứa trẻ đang trong thời kỳ phát triển cơ thể, việc kiên trì luyện tập thể dục thể thao, cơ thể sẽ cao hơn những đứa trẻ cùng lứa không luyện tập thể dục thể thao từ 3~4 cm đến 7~8 cm; Trọng lượng cũng sẽ nặng hơn từ 3~4 kg đến 5~6 kg. Nếu như lúc đầu là béo, nhưng tích cực trong việc luyện tập các môn thể thao như chạy đường trường hoặc bơi lội cũng có hiệu quả trong việc giảm cân.

Bệnh tật cũng sẽ khiến con người trở nên gầy hơn, đặc biệt là sốt, những căn bệnh có tính tổn hao mãn tính, và rối loạn trong trao đổi chất, không thể ăn uống v.v.. Ngược lại, có một số bệnh có thể làm cho con người trở nên béo phì, chẳng hạn như hội chứng Leaunois-Cleret (tổn thương vùng dưới đồi), khối u tuyến yên, rối loạn chức năng tuyến thượng thận, suy giáp và suy sinh dục (ví dụ buồng trứng hai bên bị cắt bỏ, tinh hoàn của nam phát triển không toàn diện) đều sẽ gây béo phì.

Một số loại bệnh khác lại có thể thay đổi chiều cao của con người. Như chứng bệnh người khổng lồ, cơ thể của người mắc chứng bệnh này thường cao hơn 2 m, cao nhất có thể lên tới 2,5 m. Nguyên nhân gốc rễ của bệnh này là ở tuyến yên, chẳng hạn như việc có khối u trong tuyến yên, có thể kích thích cơ thể tiết ra một lượng lớn hormone tăng trưởng, vì vậy cơ thể con người tăng trưởng một cách mạnh mẽ. Khi cần thiết, có thể thực hiện phẫu thuật để cắt bỏ khối u.

Ngoài chứng bệnh có thể khiến cho cơ thể tăng trưởng một cách mạnh mẽ, còn có chứng bệnh khiến cơ thể không thể tăng trưởng chiều cao, được gọi là bệnh người lùn. Nguyên nhân gây nên tình trạng này rất nhiều, có thể là do sự tổn thương tuyến yên khiến cho việc bài tiết hormone tăng trưởng không đủ, cũng có thể là sự suy giảm chức năng tuyến giáp gây ra chứng bệnh đình trệ nhỏ con; cũng có trường hợp do tình dục phát dục sớm gây ra tình trạng cốt xương đóng sớm, hoặc sự ảnh hưởng của các loại bệnh thời thơ ấu như bệnh sán lá máu ảnh hưởng đến sự tăng trưởng và phát triển. Một khi chiều cao của đứa trẻ lùn hơn 30% so với các trẻ cùng độ tuổi, cùng giới tính và cùng chủng tộc, thì người lớn cần phải chú ý, tìm kiếm sự chăm sóc y tế kịp thời, để sớm tìm ra nguyên nhân, và điều trị triệu chứng kịp thời.

4. Vì sao những người cận huyết không được kết hôn?

Có tư liệu chứng minh rằng, những đứa trẻ được sinh ra từ cuộc hôn nhân cận huyết sẽ tăng nguy cơ mắc chứng bệnh mất trí nhớ cao gấp 150 lần so với những đứa trẻ được sinh ra không phải từ cuộc hôn nhân cận huyết.

Cận huyết vì sao lại khiến tăng cao tỷ lệ mắc các bệnh về di truyền đối với thế hệ sau, điều này cần phải giải thích từ góc độ di truyền học. Quá trình di truyền của vi sinh vật được thông qua việc truyền thông tin gen để hoàn thành, gen là cơ sở vật chất của tiến trình di truyền, thông qua tế bào sinh dục (tinh trùng và noãn) để truyền cho thế hệ sau, từ đó khiến cho những đặc điểm tính trạng của thế hệ cha truyền cho thế hệ con. Cuộc hôn nhân giữa những người có mối quan hệ cận huyết, đồng nghĩa với việc họ có cùng một tổ tiên, nếu họ mang theo trong mình những gen gây bệnh, sẽ gia tăng khả năng gặp gỡ của gen gây bệnh, cũng đồng nghĩa với việc làm tăng khả năng mắc bệnh di truyền. Mối quan hệ cận huyết càng gần, sẽ càng gia tăng khả năng gặp gỡ của hai gen giống nhau, những đứa con sinh ra từ cuộc hôn nhân cận huyết như vậy nhiễm sắc thể thường sẽ mắc chứng bệnh di truyền lặn tự phát và khả năng người mang theo chứng bệnh này càng lúc càng lớn, đây cũng là đặc điểm truyền tải di truyền lặn của nhiễm sắc thể thường.

Con người có trên 50,000 gen, những gen này một nửa đến từ bố, còn một nửa đến từ mẹ, đồng nghĩa với việc, gen của mỗi đứa trẻ sẽ có khả năng một nửa giống với gen bố mẹ, nên gen giữa những anh chị em ruột với nhau sẽ có khả năng có một nửa giống nhau. Còn gen giữa ông nội và cháu, chú và cháu, cậu và cháu sẽ có khả năng giống nhau một phần tư. Với quy luật này, gen giữa anh chị em họ với nhau có khả năng giống nhau một phần tám. Một số gen gây bệnh có tính di truyền thường là tiềm ẩn, ví dụ một trong hai người bố hoặc mẹ có mang gen này, người còn lại không có gen này, thì có thể khiến gen bị che phủ đi, nên thế hệ sau sẽ không bị phát bệnh. Chỉ khi cả hai vợ chồng đều mang loại gen tiềm ẩn này, thế hệ sau mới có khả năng bị phát bệnh. Như đã nói ở trên, nếu kết hôn cận huyết, tính xác suất hai bên đều mang loại gen giống nhau sẽ lớn hơn lớp người bình thường.

Lấy bệnh bạch tạng làm ví dụ, đặc trưng của căn bệnh này là da toàn thân và tóc đều là màu trắng. Xác suất mang gen gây bệnh này trong cộng đồng là 1/50, nếu kết hôn không cận huyết, thì tỷ lệ mắc bệnh trong con cái là một phần mười nghìn, nếu đó là cuộc hôn nhân giữa anh em họ, tỷ lệ mắc bệnh trong con cái là 1/1600, sẽ cao gấp sáu lần so với người không cận huyết. Hiện nay đã phát hiện có 1232 loại bệnh di truyền lặn trên nhiễm sắc thể thường, ngoài bệnh bạch tạng, còn có những chứng bệnh tương đối hay gặp là: câm điếc bẩm sinh, chứng đầu nhỏ (Microcephaly), bệnh phenylketo niệu, bệnh rối loạn chuyển hóa đường Galactosemia. Kết hôn cận huyết ngoài việc nâng cao tỷ lệ mắc các bệnh di truyền lặn, còn có thể làm tăng tỷ lệ mắc các bệnh di truyền đa gen, như tràn dịch não, bệnh gai cột sống, bệnh thai nhi không não, chứng tâm thần phân liệt, chứng bệnh tim bẩm sinh, động kinh v.v..

5. Vì sao một số chứng bệnh sẽ di truyền cho thế hệ sau? Làm thế nào để phòng ngừa?

Bệnh có tính di truyền chỉ loại bệnh mà tế bào sinh dục của bố mẹ, tức là gen của tinh trùng và noãn là gen mang bệnh, sau đó sẽ truyền lại cho con cái từ đó gây bệnh, và những đứa con này sau khi kết hôn sẽ tiếp tục truyền lại bệnh cho thế hệ sau. Chứng bệnh được truyền từ đời này sang đời khác, được y học gọi dưới cái tên: bệnh di truyền.

Hiện tại đã thống kê được hơn 3000 loại bệnh do các biến thể vật chất di truyền gây nên. Đặc điểm của các chứng bệnh di truyền này là tính bẩm sinh, tính suốt đời và tính di truyền, cơ thể con người thông qua tế bào tinh trùng và tế bào noãn hợp thành trứng được thụ tinh, để truyền các yếu tố di truyền-gen từ đời bố mẹ sang đời con. Bệnh di truyền có thể ảnh hưởng đến sức khỏe của mấy thế hệ. Để đạt được mục tiêu ưu sinh, và nâng cao chất lượng dân số, cần phải tiến hành phổ cập kiến thức về các bệnh di truyền, chú trọng việc chẩn đoán trước sinh, tránh việc sinh ra những đứa trẻ mắc bệnh di truyền.

Phòng ngừa các bệnh di truyền nên chú ý những điểm sau: ① Tránh kết hôn cận huyết. Trẻ em được sinh ra từ những cuộc hôn nhân cận huyết sẽ kém thông minh hơn nhiều so với những đứa trẻ không cận huyết, và có tỷ lệ mắc bệnh cao. ② Tránh sinh nở khi khi tuổi cao. Độ tuổi sinh đẻ tốt nhất không quá 35 tuổi, bởi vì các tế bào của phụ nữ lớn tuổi bị lão hóa, dễ bị nhiễm virus bên ngoài, cá thể được hình thành sau khi thụ tinh dễ bị mắc các chứng bệnh nhiễm sắc thể. ③ Tích cực tiến hành tư vấn di truyền. Ví dụ, các bà mẹ lớn tuổi, có tiền sử gia đình về việc mắc bệnh di truyền, một trong hai bên vợ hoặc chồng mang cấu trúc nhiễm sắc thể bất thường, có tiền sử thai nhi dị tật bẩm sinh, có tiền sử phá thai nhiều lần, và cặp vợ chồng có tiền sử tiếp xúc với các yếu tố phóng xạ, nên tham khảo ý kiến bác sĩ trước khi quyết định mang thai. ④ Kịp thời chấm dứt thời kỳ thai kỳ. Khi đã mang thai, nếu phát hiện mắc một căn bệnh nghiêm trọng, nên chấm dứt thai kỳ càng sớm càng tốt.

6. Mù màu có phải là một bệnh di truyền không? Làm thế nào để điều chỉnh?

Toàn thế giới có khoảng 200 triệu người mắc chứng bệnh mù màu, đồng thời mỗi năm có khoảng 4 triệu trẻ sơ sinh mắc chứng mù màu trào đời. Mù màu sẽ mang lại rất nhiều bất tiện về cuộc sống và công việc cho người bệnh. Mù màu là một loại khiếm khuyết về thị giác, đó là sự cảm quang dị thường hoặc không toàn vẹn trong tế bào nón của lớp võng mạc, khiến cho người bệnh không có khả năng phân biệt một hoặc một vài màu.

Bệnh mù màu thuộc về bệnh có tính di truyền lặn liên kết với nhiễm sắc thể giới tính X. Bệnh nhân không thể phân biệt chính xác màu sắc. Các gen gây nên bệnh mù màu có tính tiềm ẩn, nằm trên nhiễm sắc thể X. Do di truyền lặn liên kết X, tỷ lệ mắc bệnh mù màu ở nam giới lớn hơn nhiều so với nữ giới. Người bị bệnh thường là nam giới.

Bệnh mù màu không bẩm sinh là do bệnh lý về thần kinh thị giác và bệnh lý về võng mạc và màng đệm gây nên, và có thể căn cứ vào nguyên nhân gây bệnh để đưa ra các phương pháp điều trị khác nhau. Bệnh mù màu bẩm sinh có liên quan đến gen, hiện nay, giới y học vẫn không thể thông qua kỹ thuật về gen để giải quyết vấn đề mù màu. Tuy nhiên, bệnh nhân mù màu có thể đạt được hiệu quả thị giá bình thường bằng cách đeo kính hiệu chỉnh mù màu.

7. Bệnh hen suyễn có di truyền không? Làm thế nào để phòng ngừa?

Rất nhiều nghiên cứu cho rằng, hen phế quản (gọi tắt là hen suyễn) có khuynh hướng di truyền nhất định. Ngoài việc chịu ảnh hưởng bởi các yếu tố môi trường, hen suyễn cũng chịu ảnh hưởng bởi các yếu tố di truyền, thông thường cho rằng yếu tố di truyền chiếm 80%, yếu tố môi trường chiếm 20%.

Bệnh hen suyễn mặc dù không có cách nào chữa khỏi, nhưng có thể phòng ngừa, kiên trì điều trị có quy luật và tích cực, khi phát bệnh dùng thuốc kịp thời phù hợp, trong giai đoạn thuyên giảm tích cực áp dụng các biện pháp phòng ngừa tương ứng, như chú ý vệ sinh cá nhân, môi trường sinh hoạt và làm việc, cai thuốc cai rượu, tránh tiếp xúc với các đồ vật gây dị ứng, thông thường sau tuổi dậy thì, các triệu chứng hen suyễn ở hầu hết trẻ em đều sẽ thuyên giảm.

Đồng thời, cho con bú sữa mẹ cũng có thể giúp trẻ em ngăn ngừa mắc bệnh hen suyễn và da phát ban dị ứng. Trẻ em có tiền sử gia đình bị dị ứng tốt nhất trước 1 tuổi không ăn các sản phẩm chế biến bằng sữa, trước 2 tuổi không ăn lòng trắng trứng gà, trước 3 tuổi không ăn bơ đậu phộng và sản phẩm chế biến từ hải sản. Ngoài ra, hạn chế cho trẻ em tiếp xúc với phấn hoa và thú cưng cũng có thể giảm bớt tỷ lệ mắc bệnh hen suyễn và dị ứng ở mũi. Đặc biệt nếu khi nghi ngờ con bạn có dấu hiệu của bệnh hen suyễn, ví như con bạn luôn ho không dứt hoặc khò khè, bạn nên đưa con đến bệnh viện để khám xét, vì kịp thời điều trị sớm là vô cùng quan trọng.

8. Bệnh máu trắng có bị di truyền không?

Nguyên nhân chính xác gây bệnh máu trắng vẫn chưa được làm rõ. Các nghiên cứu liên quan cho rằng, vi rút có thể là yếu tố chính, bên cạnh đó còn chịu ảnh hưởng bởi các yếu tố di truyền, phóng xạ, hóa học độc hại và dược phẩm. Từ hơn 100 năm trước, đã chỉ ra rằng yếu tố di truyền trong việc bị mắc bệnh máu trắng khả năng có tác dụng nhất định.

Qua nghiên cứu chứng nhận, yếu tố di truyền, nhiễm sắc thể và đột biến gen có quan hệ mật thiết với nhau. Một số phát sinh bệnh máu trắng có liên quan đến yếu tố di truyền, mặc dù cho rằng không phải tất cả các bệnh máu trắng đều có khuynh hướng di truyền, nhưng về lâm sàng rõ ràng một số bệnh máu trắng gặp trong một số chủng tộc (như người da trắng), một số bệnh nhân bị khiếm khuyết gen và một số gia tộc khá dễ mắc bệnh. Trong số các cặp song sinh cùng trứng, nếu một người mắc bệnh máu trắng cấp tính, thì người còn lại có tỷ lệ mắc bệnh máu trắng cấp tính là 25%, cao hơn so với người bình thường (0,005%), vì vậy nói một số yếu tố di truyền có ảnh hưởng gây ra bệnh máu trắng.

Tuy nhiên một số nguyên nhân gây bệnh máu trắng có quan hệ mật thiết với yếu tố di truyền, nhưng đa phần bệnh máu trắng thường gặp không thuộc bệnh có tính di truyền.

Bệnh máu trắng thông thường không phải là bệnh truyền nhiễm, nhưng những người tiếp xúc gần gũi với bệnh nhân mắc bệnh máu trắng vẫn cần nhận thức chú ý tự bảo vệ bản thân, như chú ý vệ sinh cá nhân, đồ dùng, dụng cụ ăn uống hàng ngày dùng riêng với bệnh nhân.

9. Làm thế nào để phòng ngừa bệnh đục thủy tinh thể bẩm sinh?

Đục thủy tinh thể là một loại bệnh biến bị mờ đục ống kính ở trong mắt, hút thuốc và hóc môn steroid thường được coi là yếu tố có nguy cơ gây ra đục thủy tinh thể, chất lượng chế độ ăn uống thấp và thường xuyên tiếp xúc trực tiếp không có sự bảo vệ với ánh sáng mặt trời cũng có thể thúc đẩy việc hình thành đục thủy tinh thể.

Đục thủy tinh thể bẩm sinh là do sự phát triển của ống kính, rối loạn tăng trưởng trong quá trình phát triển của thai nhi gây ra, nguyên nhân phát bệnh có hai loại là nguyên nhân bên trong và nguyên nhân bên ngoài: nguyên nhân bên trong có liên quan với yếu tố nhiễm sắc thể, có tính di truyền; nguyên nhân bên ngoài là chỉ bệnh của người mẹ hoặc thai nhi gây thương tổn đến ống kính trong mắt, nếu người mẹ trong ba tháng trước khi mang thai bị nhiễm vi rút truyền nhiễm như rubella, sởi, thủy đậu, quai bị hoặc suy giáp, suy dinh dưỡng, thiếu vitamin v.v. đều sẽ dẫn đến mắc bệnh đục thủy tinh thể bẩm sinh.

Phòng ngừa đục thủy tinh thể bẩm sinh phải bắt đầu thực hiện từ thời gian mang thai của người mẹ, 3 tháng trước khi mang thai phải thực hiện từ bỏ thói quen sinh hoạt xấu, duy trì lối sống sinh hoạt lành mạnh, cố gắng tránh bị cảm lạnh, giảm nguy cơ nhiễm vi rút truyền nhiễm, không sử dụng thuốc bừa bãi. Những người có tiền sử gia đình bị đục thủy tinh thể, trong thời gian mang thai phải chọc nước ối kiểm tra, phát hiện thai nhi có khả năng mang gen trội đục thủy tinh thể, nên ngừng mang thai.

10. Người mang vi rút viêm gan B có di truyền không? Làm thế nào để phòng ngừa?

Người mang vi rút viêm gan B là chỉ người bệnh nhiễm vi rút viêm gan B mạn tính (HBV) với kháng nguyên bề mặt vi rút viêm gan B (HBsAg) dương tính liên tục trong hơn 6 tháng, nhưng có rất ít triệu chứng và dấu hiệu liên quan đến bệnh gan, Alanine aminotransferase (ALT) trong huyết thanh về cơ bản là bình thường.

Nhiều người cho rằng vi rút viêm gan B sẽ di truyền tới thế hệ sau, thực tế đây là một nhận thức sai lầm. Người mắc bệnh viêm gan B hoặc nhiễm vi rút viêm gan B sinh con cái quả thực rất dễ bị truyền nhiễm, điều này do trong cơ thể người mẹ tồn tại một lượng lớn vi rút viêm gan B, trong giai đoạn cuối thai kỳ, quá trình sinh con hoặc giai đoạn cho con bú đều sẽ truyền nhiễm cho trẻ sơ sinh, vì vậy đại đa số trẻ sơ sinh trong quá trình sinh đẻ đã bị nhiễm vi rút viêm gan B, điều này khiến mọi người hiểu lầm về vi rút viêm gan B sẽ bị di truyền.

Bệnh di truyền là một loại bệnh gây nên bởi khiếm khuyết gen, do di truyền từ cha mẹ hoặc di truyền từ thế hệ trước, thông thường không thể chữa khỏi. Mà người nhiễm vi rút viêm gan B vốn không bị khiếm khuyết gen, chỉ là bị nhiễm và mang vi rút viêm gan B từ cơ thể của mẹ hoặc cha. Thực tế, người mang vi rút viêm gan B có thể ngăn ngừa lây nhiễm cho thế hệ sau, đặc biệt là mẹ lây truyền trực tiếp sang con, phải dùng phương pháp ngăn chặn từ mẹ lây sang con để phòng ngừa trẻ sơ sinh trở thành người mang vi rút viêm gan B mới, hiệu quả có thể đạt tới trên 90%.

Hiện nay áp dụng nhiều phương pháp tiêm Globulin miễn dịch viêm gan B, khi phụ nữ mang bầu vào tháng thứ 7~9, trẻ sơ sinh vừa ra đời và đầy tháng tiêm một mũi Globulin miễn dịch viêm gan B, đồng thời khi trẻ sơ sinh vừa sinh ra, đầy tháng và nửa tuổi tiêm một mũi vắc-xin viêm gan B, có thể hoàn thành phương pháp điều trị ngăn chặn từ mẹ lây sang con. Sau khi trẻ sơ sinh chào đời, trong vòng 24 giờ (càng sớm càng tốt) phải tiêm vắc-xin viêm gan B, và tiêm đủ 3 mũi theo quy định, như vậy mới có thể ngăn chặn truyền nhiễm hiệu quả.

11. Làm thế nào phòng ngừa bệnh ung thư có tính di truyền?

Ung bướu chủ yếu được hình thành do môi trường, nhưng di truyền cũng đóng một vai trò nhất định, có những gia tộc trong nhiều thế hệ cũng sẽ mắc cùng một loại bệnh ung thư.

Sự tương tác của các yếu tố môi trường và di truyền là nguyên nhân gây ra chứng bệnh ung thư, một số người càng dễ dàng mắc một số loại u bướu nhất định, cho thấy những người này càng nhạy cảm với một số bệnh ung thư mang tính di truyền. Các bệnh ung thư được mô tả dưới đây có xu hướng di truyền nhiều hơn so với các khối u khác. ① Unguyên bào võng mạc trẻ em. Loại bệnh này xuất hiện chủ yếu ở trẻ em, đại đa số sẽ phát bệnh trước 3 tuổi, 80%~90% những người có gen bất thường như vậy sẽ mắc bệnh. ② Ung thư đại tràng. 50% con cái của những người ung thư đại tràng có nguy cơ mắc chứng bệnh này. ③ Ung thư vú. Nguy cơ mắc bệnh ung thư vú của chị em gái và con gái của bệnh nhân mắc bệnh ung thư vú sẽ cao hơn, có xác suất tăng gấp 3 lần so với người bình thường. ④ Ung thư dạ dày, ung thư thực quản. Tính di truyền không cao, nhưng cũng đã có trường hợp phát bệnh tập trung trong gia tộc. Nguyên nhân chủ yếu là do những thay đổi ở nhiễm sắc thể và gen gây ra.

Sự xuất hiện của ung thư là kết quả của sự kết hợp giữa các yếu tố bên trong và bên ngoài. Do đó, những người có khuynh hướng di truyền chẳng qua chỉ mang kèm một số yếu tố bên trong, nếu không tiếp xúc lâu dài và thường xuyên với các yếu tố gây ung thư bên ngoài (như phóng xạ, hút thuốc v.v.), thường sẽ không mắc ung thư.

Những người có khuynh hướng di truyền bao gồm trong gia tộc có ba hoặc nhiều hơn ba người thân mắc một hoặc nhiều loại bệnh ung thư; Cả hai thế hệ liên tiếp đều có bệnh nhân ung thư; trong gia tộc, có người mắc bệnh ung thư vào độ tuổi mắc bệnh sớm hơn rất nhiều so với người bình thường; một số người trong gia đình mắc hai hoặc nhiều bệnh ung thư nguyên phát trong một số bộ phận cơ thể. Những người có khuynh hướng di truyền sẽ mắc bệnh ung thư dễ dàng hơn so với người bình thường.

Để ngăn ngừa ung thư, dù bạn có thể chất mang tính di truyền hay không, cũng nên hình thành một thói quen ăn uống và lối sống khoa học, chẳng hạn như ăn nhiều rau xanh, hoa quả, không hút thuốc, không uống nhiều rượu, hạn chế ăn các thực phẩm có lượng chất béo cao và thực phẩm nướng, cải thiện chất lượng giấc ngủ; chọn các môn thể thao phù hợp với đặc điểm của bạn (như đi bộ, chơi bóng, nhảy múa, tập thể dục, v.v.), kiên trì tập thể dục; cố gắng tránh bức xạ điện từ và bức xạ không cần thiết (khi xem ti vi ngồi tại vị trí xa hơn so với khoảng cách của 3 lần chiều rộng của màn hình TV, ít tiếp xúc với lò vi sóng, v.v.), giữ tâm lý ổn định, vui vẻ lạc quan và kiểm tra sức khỏe đều hàng năm là những yếu tố rất quan trọng.

12. Di truyền cách thế hệ là gì? Phương pháp để phòng tránh?

Từ góc độ của di truyền học, việc truyền gen gây bệnh được tiến hành truyền từ thế hệ này sang thế hệ khác, nếu một cá thể không được thừa hưởng gen gây một số bệnh cụ thể từ cha mẹ, thì con cái của họ thường không phải lo lắng về những bệnh di truyền do gen gây bệnh gây ra. Tuy nhiên cũng có một số bệnh lại được di truyền cách thế hệ, di truyền học gọi hiện tượng này là di truyền theo giới tính (sex-linked inheritance).

Đại đa số bệnh nhân của di truyền theo giới tính là nam giới, khi theo dõi tình hình phát bệnh trong gia tộc của người đó phát hiện rằng, mẹ của bệnh nhân là một người bình thường khỏe mạnh, nhưng ông ngoại của bệnh nhân lại mắc bệnh. Di truyền theo giới tính có hai đặc điểm: ① truyền từ đời ông ngoại đến đời con cháu, ngăn cách bởi thế hệ người mẹ, có hiện tượng di truyền cách thế hệ rõ rệt; ② tất cả bệnh nhân đều là nam giới, do vậy bệnh này chỉ có hiện tượng truyền cho nam chứ không truyền cho nữ.

Vì sao loại bệnh di truyền theo giới tính lại là bệnh di truyền cách thế hệ? nguyên nhân vì loại bệnh này là bệnh di truyền tiềm ẩn, đồng thời thông qua nữ giới để truyền cho thế hệ sau. Tuy rằng nữ giới không phát bệnh, nhưng lại mang trong mình một gen gây bệnh, đồng thời truyền loại gen này cho nam giới thế hệ sau. Ví dụ như bệnh máu chậm đông Hemophilia (Rối loạn đông máu di truyền), gen gây bệnh của nó là do một đột biến trong yếu tố đông máu thứ VIII trên nhiễm sắc thể X gây nên, đây là một bệnh di truyền lặn điển hình, người mắc bệnh đều là nam giới. Vì nhiễm sắc thể giới tính của người cha truyền cho con trai chỉ là Y, nhưng khi truyền cho con gái chỉ là nhiễm sắc thể X duy nhất có gen gây bệnh, nên người mắc bệnh máu khó đông chỉ là nam giới, con trai của ông ta hoàn toàn bình thường, còn con gái tuy vẫn biểu hiện bình thường, nhưng toàn bộ là người mang theo gen gây bệnh, những đứa bé trai được sinh ra sau cuộc hôn nhân của các cô con gái có khoảng một nửa mắc phải căn bệnh di truyền mà ông ngoại chúng mang theo.

Có thể thấy rằng, mặc dù bệnh di truyền theo giới tính là hiện tượng cách thế hệ, nhưng gen gây bệnh lại thông qua nữ giới để truyền cho thế hệ sau. Nên công tác phòng ngừa việc sinh ra những đứa trẻ mắc bệnh di truyền là một khâu cực kỳ quan trọng. Cấm kết hôn cận huyết, là một phương thức quan trọng để giảm thiểu bệnh di truyền. Thông qua việc kiểm tra trước hôn nhân, hiểu rõ nam nữ đôi bên không có tiềm ẩn về gen hoặc mang theo gen gây bệnh, thì sẽ có hiệu quả trong việc sinh đẻ và nuôi dạy tốt, nếu nữ giới mang theo gen bệnh máu chậm đông, thì bé trai do người này sinh ra sẽ có xác suất 50% mắc bệnh máu khó đông, nên cô ấy có thể thông qua việc kiểm tra trước khi sinh nở, để tránh sinh ra những đứa trẻ mắc bệnh. Hiện nay y học lâm sàng đã ứng dụng các kỹ thuật phát hiện phôi như chọc ối để xác định xem phôi có khiếm khuyết di truyền trong thời kỳ đầu của thai kỳ hay không.

CHƯƠNG V   VẬN ĐỘNG, GIẤC NGỦ VÀ SỨC KHỎE

1. Vận động và sức khỏe có quan hệ gì với nhau?

Tổ chức Y tế Thế giới định nghĩa về sức khỏe như sau: sức khỏe là chỉ một loại tình trạng trong ba phương diện về sinh lý, tâm lý và thích nghi xã hội đều tốt, chứ không chỉ là không sinh bệnh hoặc thể chất khỏe mạnh.

Người hiện đại do thay đổi cách thức thư giãn và nghỉ ngơi cùng sự nâng cao mức độ hiện đại hóa, so với mấy thế hệ trước, thì việc tiêu hao ít hơn khoảng 1/3 thể lực, hiện tượng thiếu lao động thể lực và vận động thể thao càng nghiêm trọng hơn. Sự thay đổi của cuộc sống hiện đại và phương thức làm việc, khiến sức khỏe của con người chịu những đe dọa rất lớn.

Thiếu vận động có thể làm giảm chức năng trao đổi chất của cơ thể, những người thiếu vận động có khả năng béo phì, tiểu đường, huyết áp cao, đột quỵ, bệnh tim cao gấp 5~8 lần so với những người kiên trì vận động hợp lý; chức năng tim suy thoái sớm hơn trên 10 năm; tỷ lệ mắc bệnh xơ cứng động mạch, bệnh thận, sỏi mật, loãng xương, ung thư, trầm cảm cũng tăng cao rõ rệt. Một nghiên cứu y khoa chỉ ra rằng, những người thường xuyên sinh hoạt và làm việc ngồi một chỗ ít vận động có tỷ lệ tử vong cao hơn đáng kể so với những người duy trì tập thể dục thể thao.

Lượng vận động phù hợp cần tiêu hao năng lượng cơ thể, từ đó cần hệ thống hô hấp tăng cường hoạt động, thực hiện hô hấp tốc độ vượt mức bình thường luật và thở sâu, tuần hoàn máu cũng tăng nhanh. Vận động thể thao không chỉ giúp cơ thể khỏe mạnh hơn mà còn ngăn ngừa bệnh tim mạch.

2. Lao động có thể thay thế vận động không?

Lao động có hiệu quả nhất định trong việc tăng cường thể chất, đặc biệt là lao động chân tay, quả thực nó có tác dụng rèn luyện cơ thể nhất định. Tuy nhiên, lao động và tập thể dục là hai việc riêng biệt, lao động không thể thay thế vận động.

Bị hạn về của đặc điểm công việc và phương thức lao động, hầu hết các hoạt động lao động thể lực đa phần đều là một động tác lặp đi lặp lại, hơn nữa đa phần là động tác bị giới hạn, hoạt động lặp đi lặp lại của toàn bộ cơ thể và các tư thế cố định, vì vậy ảnh hưởng đến cơ thể bị giới hạn ở một số bộ phận và cơ quan nhất định, thông thường chỉ có một hoặc vài cơ bắp được hoạt động, lặp đi lặp lại một công việc trong nhiều năm khiến con người cảm thấy mệt mỏi. Kết quả của lao động cục bộ kéo dài rất có khả năng gây ra các khuyết tật hoặc bệnh nghề nghiệp, chẳng hạn như căng cơ thắt lưng. Do vậy có thể thấy rằng, cách nhìn nhận người lao động chân tay thì không cần phải tham gia tập luyện thể dục là không chính xác.

Người lao động chân tay nên tham gia các hoạt động thể dục phù hợp, điều này có lợi cho việc phục hồi sau lao động mệt mỏi, có lợi cho sự phát triển của toàn bộ cơ thể, và đương nhiên sẽ có lợi cho sức khỏe. Hơn nữa, trong quá trình tham gia vận động thể dục, có thể đóng vai trò "gân cốt chắc khỏe, tăng thêm kiến thức, điều chỉnh cảm xúc, ý chí mạnh mẽ", khiến gân cốt chắc khỏe, tay chân linh hoạt, tư duy nhạy bén, tinh thần sảng khoái, qua đó đạt được niềm vui về cơ thể và tâm lý.

3. Làm thế nào để những người tham gia lao động chân tay chọn môn thể thao phù hợp?

Bất kỳ loại lao động chân tay nào đều là một phần cơ bắp hoạt động nhiều hơn, và phần khác hoạt động tương đối ít hơn, đó là hoạt động cơ bắp có những hạn chế nhất định. Do đó, những người lao động chân tay nên đặc biệt chú ý để bù đắp cho hạn chế này khi lựa chọn môn thể thao.

Đối với những người nông dân thường xuyên khom lưng lao động, hệ hô hấp sẽ ít được tập luyện hơn, khi tập thể dục, nên có ý thức tập thở và cử động ngực nhiều hơn và các bài tập vươn người, để tăng cường chức năng hô hấp, tăng lượng hoạt động của phổi. Công nhân thao tác máy tiện và công nhân nữ ngành dệt may do đứng làm việc suốt cả ngày, dễ bị đau thắt lưng, giãn tĩnh mạch chi dưới, khi tập thể dục nên chú ý hoạt động của các bộ phận toàn cơ thể.

Đối với người lao động chân tay, nếu khi lao động động tác chủ yếu tập trung vào chi trên, khi chọn các môn vận động cần chú ý hoạt động các chi dưới, ngược lại thì cần hoạt động chi trên nhiều hơn. Người lao động chân tay nên tập trung vận động vào bộ phận cơ thể nào thiếu hoạt động, như vậy không chỉ có thể khiến cho cơ bắp toàn thân được rèn luyện đồng đều, còn giúp loại bỏ mệt mỏi, tăng cường thể lực, ngăn ngừa mắc bệnh nghề nghiệp.

4. Thanh thiếu niên chọn phương thức và thời gian vận động như thế nào?

Lứa tuổi thanh thiếu niên là giai đoạn mà con người chịu các áp lực lớn nhất về cuộc sống, công việc, tinh thần. Theo đà phát triển của xã hội và sự thúc đẩy của quá trình hiện đại hóa, cạnh tranh xã hội không ngừng gia tăng, áp lực tồn tại không ngừng tăng lên. Đồng thời, do sự phát triển của khoa học kỹ thuật, thay đổi phương pháp làm việc và sinh hoạt, đi ra ngoài thì ngồi xe, lên lầu đi thang máy, văn phòng sử dụng tự động hóa v.v. khiến nhiều người thiếu vận động thể dục thể thao nghiêm trọng. Những lối sống không lành mạnh này có thể dẫn đến mắc các bệnh mãn tính.

Lứa tuổi thanh thiếu niên khá thích hợp tập aerobic, sau khi tập aerobic có thể tăng cường hít vào, vận chuyển và sử dụng oxy. Cường độ hoạt động được kiểm soát ở cường độ trung bình, có nghĩa là hơi thở nhanh hơn và ra mồ hôi là được. Mỗi ngày tập 0,5~1 giờ, mỗi tuần 3~5 lần, ví dụ tham gia một số hoạt động như chạy bộ, chơi bóng và tập thể dục thẩm mỹ.

5. Người trung niên, người già chọn phương thức vận động phù hợp như thế nào?

(1) Lựa chọn các môn thể thao như vận động tốc độ và lượng vận động dễ tự kiểm soát như đi bộ, chạy bộ, tập thể dục, bơi lội, khí công, thái cực quyền, bát đoạn cẩm, tự mát xa v.v.. Không nên lựa chọn những môn thể thao có tốc độ nhanh, cường độ mạnh, các môn thể thao có tính đối kháng mạnh, tính kỹ thuật cao như chạy nước rút, nhảy, nhào lộn, cử tạ, bóng rổ, bóng đá v.v..

(2) Không nên chọn những môn vận động có động tác nhịn nhờ như hít xà đơn, chống đẩy, cử tạ v.v.. Phải tránh các vận động như trồng cây chuối bằng tay, trồng cây chuối bằng đầu.

(3) Phải lựa chọn môi trường rèn luyện tốt. Tập thể dục nên lựa chọn trong công viên, lối đi bộ trong vườn hoa hoặc rừng cây. Thông thường, không nên chạy hoặc đi bộ trên đường đi, đường đất đá.

(4) Phải lựa chọn thời gian tập thể dục phù hợp. Vào mùa ấm, thì buổi sáng tốt hơn, lúc đó trong môi trường không khí khá ít bụi. Vào mùa lạnh, sau khi mặt trời mọc, không khí ấm hơn rèn luyện sẽ tốt hơn, thường tầm từ 9~10 giờ sáng là phù hợp. Ở khía cạnh này có thể tránh sự kích thích của không khí quá lạnh đối với đường hô hấp, mặt khác không khí sau khi ấm hơn làm cho khí độc hại ứ đọng trên mặt đất bay lên phân tán, làm không khí trở lên sạch hơn.

6. Mọi người ở các độ tuổi khác nhau mỗi ngày cần ngủ bao lâu?

Người có giấc ngủ ngon sẽ cảm thấy thoải mái về thể chất lẫn tinh thần, làm việc và học tập có hiệu quả. Nhưng con người rốt cuộc cần ngủ bao nhiêu thời gian? Các chuyên gia nghiên cứu về giấc ngủ chỉ ra rằng, thời gian ngủ thay đổi theo sự tăng lên của tuổi tác. Nói một cách chính xác, thời gian ngủ của con người từ lúc lọt lòng đến khi tuổi cao sẽ dần dần giảm đi. Mỗi nhóm tuổi đều có thời gian ngủ tiêu chuẩn đặc thù riêng biệt của mình.

(1) Giai đoạn trẻ sơ sinh. Trẻ sơ sinh từ khi mới lọt lòng đến khi đầy tháng cần thời gian ngủ nhiều nhất, khoảng 16 tiếng mỗi ngày.

(2) 1~4 tuổi. Trẻ em ở độ tuổi này ban đêm cần ngủ 12 tiếng, một số trẻ em vào ban ngày còn cần ngủ thêm 1~3 tiếng.

(3) 5~12 tuổi. Trẻ em 5~10 tuổi cần ngủ 12 tiếng, buổi trưa cần cố gắng ngủ một giấc ngủ ngắn. Trẻ em lớn hơn một chút ngủ 8~10 tiếng là đủ.

(4) Thanh thiếu niên từ 13~20 tuổi. Thanh thiếu niên ở độ tuổi này thường quen ngủ 8 tiếng mỗi ngày. Vào lúc 3 giờ đêm, chúng ngủ rất ngon. Muốn cho chúng ngủ ngon hơn, phải nên chú ý và chỉ ngủ muộn vào cuối tuần. Thông thường từ 24 giờ đến 6 giờ phải định thành thời gian ngủ nghiêm ngặt không

thay đổi.

(5) Những người trẻ tuổi từ 21~30 tuổi. Ngủ 8 tiếng là đủ. Có một giấc ngủ ngắn vào buổi trưa (nửa tiếng đến 1 tiếng) có lợi cho cơ thể.

(6) Người thành niên trong độ tuổi từ 31~60 tuổi. Các nghiên cứu chỉ ra rằng, đàn ông trưởng thành cần ngủ 6,5 tiếng, phụ nữ cần ngủ nhiều thời gian hơn (7,5 tiếng). Nguyên nhân là quy luật của giấc ngủ liên tục trong thời kỳ mãn kinh đã làm thay đổi. Phương pháp để người thành niên ngủ ngon hơn là cố gắng tuân thủ thời gian ngủ cố định.

(7) Người già trên 60 tuổi. Thời gian ngủ vào ban đêm trở nên ngày càng ngắn hơn, 7 tiếng hoặc thậm chí 5,5 tiếng là đủ. Ngoài ra, giấc ngủ không sâu, thời gian ngủ sâu giấc không nhiều. Tuy nhiên, người già càng cần ngủ trưa. Bí quyết có giấc ngủ ngon của người già là phòng ngủ cố gắng duy trì yên tĩnh, để rút ngắn ngủ trưa, kéo dài giấc ngủ vào ban đêm.

7. Tại sao một số người mất ngủ?

Tổ chức Y tế Thế giới định nghĩa sự mất ngủ như sau: khó ngủ, duy trì rối loạn giấc ngủ hoặc không có cảm giác phục hồi sau khi ngủ; ít nhất 3 lần một tuần và kéo dài ít nhất 1 tháng; rối loạn giấc ngủ gây ra những khó chịu rõ rệt hoặc ảnh hưởng đến cuộc sống hàng ngày; không có những yếu tố như bị bệnh về hệ thần kinh, sử dụng thuốc thần kinh hoặc các thuốc khác dẫn đến mất ngủ.

Nhiều yếu tố có thể gây ra mất ngủ, như yếu tố tinh thần, bệnh trong cơ thể, các nhân tố như tuổi tác cao thấp, trình độ văn hóa, thói quen sinh hoạt, môi trường làm việc và điều kiện giấc ngủ... có mối quan hệ chặt chẽ với việc mất ngủ. Mất ngủ do yếu tố tâm lý thường được mọi người chú trọng, ảnh hưởng của các yếu tố tâm lý đối với cơ thể là một trong những nguyên nhân chính dẫn đến mất ngủ, chẳng hạn như tâm trạng không ổn định, tâm trạng buồn phiền, quá phấn khích, quá tức giận phẫn nộ...đều có thể dẫn đến mất ngủ. Nhìn từ góc độ lâm sàng, số lượng bệnh án do yếu tố tâm lý, yếu tố bệnh tật và yếu tố ăn uống gây ra ít hơn nhiều số lượng bệnh án do yếu tố tâm lý gây nên. Nói cách khác, yếu tố tâm lý đã trở thành nguyên nhân chính gây ra sự mất ngủ của con người hiện đại.

8. Làm thế nào để nâng cao chất lượng giấc ngủ?

Chất lượng giấc ngủ ngon hay không, không chỉ phụ thuộc vào lượng giấc ngủ (thời gian dài ngắn), mà còn phụ thuộc vào chất (độ sâu) của giấc ngủ, giấc ngủ sâu quan trọng hơn giấc ngủ trong thời gian dài, chất lượng giấc ngủ tốt phải là sau khi tỉnh giấc toàn thân thư thái, cảm giác mệt mỏi biến mất, suy nghĩ mạch lạc, tinh thần hăng hái, tràn đầy năng lượng.

(1) Duy trì thời gian làm việc và ngủ nghỉ có quy luật, cuối tuần cũng không nên ngủ quá muộn.

(2) Trước khi đi ngủ không nên ăn uống quá no. Không được uống quá nhiều nước, vì buổi tối đi vệ sinh liên tục sẽ ảnh hưởng đến chất lượng giấc ngủ; buổi tối không nên ăn thức ăn cay nồng, nhiều dầu mỡ, vì những thực phẩm này cũng sẽ ảnh hưởng đến giấc ngủ.

(3) Trước khi đi ngủ tránh xa cà phê và chất nicôtin. 8 tiếng trước khi đi ngủ không nên uống cà phê.

(4) Chọn thời gian tập luyện. Buổi chiều tập luyện là sự lựa chọn tốt nhất cho giấc ngủ ngon, hơn nữa tập luyện có quy luật còn có thể nâng cao chất lượng giấc ngủ vào ban đêm.

(5) Duy trì nhiệt độ phòng mát mẻ. Nhiệt độ phòng ngủ hơi thấp một chút có lợi cho giấc ngủ.

(6) Giấc ngủ dài nên ngủ vào ban đêm. Ban ngày ngủ có thể dẫn đến thời gian ngủ vào ban đêm bị "tước bỏ". Thời gian ngủ vào ban ngày khống chế nghiêm ngặt trong vòng 1 giờ đồng hồ, hơn nữa không được ngủ sau 3 giờ chiều.

(7) Duy trì yên tĩnh. Tắt đài và ti vi, vì yên tĩnh là vô cùng có ích

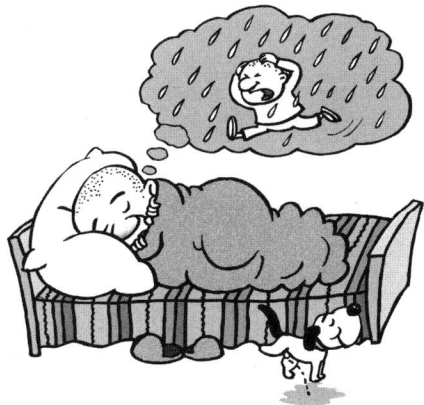

đối với việc nâng cao chất lượng giấc ngủ.

(8) Chiếc giường thoải mái. Một chiếc giường thoải mái có thể tạo ra không gian ngủ tốt cho con người.

(9) Tắm trước khi đi ngủ. Trước khi ngủ tắm nước ấm có lợi cho việc thả lỏng cơ bắp, giúp giấc ngủ ngon hơn.

(10) Không được lạm dụng thuốc ngủ. Trước khi sử dụng thuốc ngủ nhất định phải tư vấn bác sĩ, khuyến cáo sử dụng thuốc ngủ không được vượt quá 4 tuần.

9. Trong khi ngủ xuất hiện hiện tượng tạm ngừng thở, có ảnh hưởng gì đối với sức khỏe?

Tạm ngừng thở khi ngủ có thể gây cho bệnh nhân khi đang ngủ xuất hiện hiện tượng tạm ngừng thở trong vài giây (hoặc thậm chí 1 phút), nhiều lần lặp đi lặp lại xuất hiện hiện tượng tạm ngừng thở khi ngủ sẽ dẫn đến chứng máu thiếu oxy, chứng máu có axit các bon níc cao, độ pH trong máu giảm đi, mất bù, sau khi lặp đi lặp lại xuất hiện hiện trạng này sẽ phát sinh bệnh lý và thay đổi sinh lý, như thay đổi tinh thần, tim, tim mạch, nội tiết v.v. kéo dài như vậy sẽ gây hại rất lớn đến sức khỏe của người bệnh.

10. Ngáy có phải là phản ánh của bệnh không? Điều trị thế nào?

Nếu một người bình thường chỉ xuất hiện hiện tượng ngáy một lần sau khi rất mệt mỏi hoặc uống rượu, thì đó không phải bệnh ngủ ngáy. Nhưng nếu mỗi lần ngủ đều ngáy, đó có thể là một căn bệnh, nên đến bệnh viện kiểm tra theo dõi giấc ngủ, để ghi lại điện tim, điện não, hàm lượng oxy trong máu trong khi ngủ, và tiến hành phân tích, để phán đoán xem có hội chứng tạm ngừng thở khi ngủ không.

Phương pháp điều trị ngáy bao gồm điều trị phẫu thuật, điều trị thở bằng máy, điều trị y học Đông Tây hiện đại và điều trị bằng bộ chặn ngáy.

11. Tư thế ngủ có ảnh hưởng gì đến sức khỏe?

(1) Nằm ngửa. Ưu điểm là không đè lên các cơ quan của cơ thể, là tư thế

ngủ tốt nhất. Nhược điểm là dễ khiến lưỡi bị rơi xuống, gây tắc đường hô hấp. Không thích hợp cho những người ngủ ngáy và người mắc bệnh về đường hô hấp.

(2) Nằm sấp. Ưu điểm là giúp đẩy ra các dị vật trong miệng, đồng thời tốt cho người có vấn đề ở cột sống lưng. Nhược điểm là nó ức chế tim và phổi và ảnh hưởng đến hô hấp, những người mắc bệnh tim, huyết áp cao, sơ cứng động mạch não không nên chọn nằm sấp.

(3) Nằm nghiêng bên trái. Nhược điểm là do tim con người nằm ở bên trái cơ thể, nằm nghiêng sang bên trái sẽ đè ép tim, dạ dày, đặc biệt đối với bệnh nhân mắc bệnh dạ dày, bệnh gan cấp tính và sỏi mật không nên áp dụng.

(4) Nằm nghiêng bên phải. Ưu điểm là nó không đè ép tim, giấc ngủ có cảm giác ổn định, đó là tư thế ngủ tốt nhất. Nhược điểm là nó ảnh hưởng đến sự hoạt động của phổi bên phải, không phù hợp với bệnh nhân bị khí phế thũng.

CHƯƠNG VI   DỰ PHÒNG BỆNH BẢO VỆ SỨC KHỎE

1. Làm thế nào nâng cao khả năng miễn dịch của cơ thể?

(1) Duy trì giấc ngủ đầy đủ có thể nâng cao khả năng miễn dịch của cơ thể. Các nhà miễn dịch học thông qua các thử nghiệm chỉ ra rằng, ngủ đủ giấc có thể giúp cho số lượng tế bào lymphô trong cơ thể tăng lên rõ rệt. Mà nghiên cứu của các chuyên gia y tế chỉ ra rằng, khi ngủ cơ thể sẽ tạo ra một loạt tác nhân ngủ gọi là axit muramic, tác nhân này thúc đẩy sự gia tăng của bạch cầu, hoạt động của đại thực bào và tăng cường chức năng giải độc gan, từ đó tiêu diệt vi khuẩn và vi rút xâm nhập.

(2) Duy trì tâm thái lạc quan có thể giúp cơ thể duy trì ở một trạng thái tốt nhất. Trong xã hội ngày nay, con người phải chịu nhiều áp lực rất lớn, áp lực tâm lý rất lớn sẽ dẫn đến sự gia tăng thành phần hóc môn làm ức chế hệ thống miễn dịch cơ thể, do đó dễ bị cảm lạnh hoặc bị nhiễm các bệnh khác.

(3) Hạn chế uống rượu có thể tăng cường khả năng miễn dịch. Cồn sẽ có ảnh hưởng không tốt đối với cơ thể, giảm bớt khả năng miễn dịch của cơ thể. Mặc dù uống rượu nho có thể làm giảm cholesterol, nhưng cũng nên hạn chế mỗi ngày uống một cốc nhỏ, uống quá nhiều sẽ gây thương tổn cho các cơ quan như máu và tim.

(4) Vận động phù hợp có thể tăng cường sức đề kháng của cơ thể, tăng cường sức khỏe. Đi bộ sau bữa tối là một môn vận động rất tốt.

(5) Mỗi ngày bổ sung vitamin và khoáng chất thích hợp. Các chuyên gia chỉ ra rằng "vũ khí" của cơ thể chống lại sự thâm nhập từ bên ngoài, bao gồm số lượng và sức sống của interferon và các loại tế bào miễn dịch, đều có liên quan đến vitamin và khoáng chất.

(6) Cải thiện môi trường sinh thái trong cơ thể. Các nghiên cứu chỉ ra rằng, nhóm vi khuẩn có lợi đại diện là Bifidobacterium, Lactobacillus đường ruột bản chất gốc miễn dịch đa dạng, có thể kích thích phụ trách sự phân tách sinh sôi tế

bào lymphô của hệ thống miễn dịch trong cơ thể người, đồng thời cũng có thể huy động hệ thống miễn dịch không dị biệt "ăn" các vi sinh vật đến từ bên ngoài có thể gây bệnh bao gồm vi rút, vi khuẩn, chlamydia... tạo ra nhiều loại kháng thể, nâng cao khả năng miễn dịch của con người.

2. Làm thế nào để phòng ngừa bệnh cúm?

Vào mùa đông, mùa xuân mùa bùng phát cao bệnh cúm, áp dụng một số biện pháp có thể phòng ngừa bệnh cúm.

(1) Tăng cường tập thể dục thể thao, tăng cường thể lực. Vào mùa đông, mùa xuân chú ý chống lạnh giữ ấm, cố gắng giảm các tác nhân phát sinh bệnh cúm. Trong thời gian bùng phát dịch cúm, hãy cố gắng ít đến những nơi công cộng. Nếu người nhà bị bệnh, một mặt, cần cách ly bệnh nhân, mặt khác, cần khử trùng trong nhà. Phương pháp hun giấm ăn có tác dụng rất tốt trong việc ngăn ngừa bệnh cúm, dùng một lượng giấm tầm 5~10 ml cho một mét khối, pha loãng với lượng nước gấp đôi, đặt lên trên bếp đun nhỏ lửa cho đến khi giấm bay hơi hết, mỗi ngày 1 lần, liên tục 3 ngày, có thể kiểm soát hiệu quả vi rút cúm lây lan. Khi tiếp xúc với bệnh nhân cúm, tốt nhất nên đeo khẩu trang.

(2) Theo dự đoán của cơ quan chống dịch, tiêm vắc-xin cúm có thể ngăn ngừa cúm hiệu quả.

(3) Phòng chống bằng thuốc đúng cách. Thuốc loại Amantadine có tác dụng phòng ngừa cúm A hiệu quả, và cũng có thể được sử dụng thuốc đông y như quán chúng, tùng lam, xạ hương, cam thảo tươi mỗi loại 9 g sắc uống, mỗi ngày 1 thang, uống liên tục 3 ngày.

3. Đột quỵ là gì? Làm thế nào để phòng ngừa và cấp cứu?

Đột quỵ là tên gọi chung của bệnh tai biến mạch máu não cấp tính (sơ cứng động mạch não, nhồi máu não, xuất huyết não), có các đặc điểm phát bệnh cấp tính, bệnh tình hiểm nghèo, di chứng nghiêm trọng, tỷ lệ để lại di chứng cao, kéo theo nhiều bệnh đi kèm.

Để ngăn ngừa đột quỵ cần chú ý đến các khía cạnh dưới đây.

(1) Kiểm soát huyết áp, duy trì huyết áp ổn định trong một phạm vi nhất

định. Nếu có phát tác (triệu chứng) cơn thiếu máu não thoáng qua, phải lập tức đến bệnh viện kiểm tra, điều trị. Nguy cơ đột quỵ nói chung là trong vòng 2~4 tuần sau khi phát tác (triệu chứng) cơn thiếu máu não thoáng qua. Chú ý đến việc điều trị các bệnh như tiểu đường, bệnh tim, xơ cứng động mạch, những điều này đều là những nguyên nhân gây đột quỵ.

(2) Duy trì tập thể dục thích hợp, giảm mỡ máu, tăng cường thể chất.

(3) Giảm lượng muối ăn, ăn đồ ngọt và mỡ động vật, ăn nhiều các thực phẩm có chứa kali như các loại cá, các sản phẩm chế biến bằng đậu, rau, quả v.v… để tránh táo bón. Không uống rượu mạnh, uống ít rượu, uống ít đồ uống chứa cà phê in.

(4) Kiểm soát cảm xúc, duy trì thái độ lạc quan. Giữ cho tâm trạng cởi mở, bình ổn, không được lo lắng.

(5) Định kỳ kiểm tra sức khỏe, và kịp thời biết được những thay đổi của bệnh tình, ngăn ngừa sự cố ngoài ý muốn xảy ra.

Trong trường hợp đột quỵ đột phát, cần áp dụng các biện pháp sau đây để cấp cứu.

(1) Quan sát tình trạng sinh mạng của bệnh nhân, gọi điện khẩn cấp cho trung tâm cấp cứu 120.

(2) Cấp cứu tại chỗ nơi bệnh nhân ngã xuống, nếu cần thiết phải dịch chuyển thì nhất định phải cẩn thận.

(3) Không lay chuyển, gối cao đầu cho người bệnh đột quỵ, lay động trước sau hoặc ấn phần đầu.

(4) Nếu bệnh nhân tỉnh táo có nhận thức, có thể để bệnh nhân nằm ngửa, không cần gối đầu, đầu hơi ngả ra sau, để mở đường thở, và phải đắp chăn để giữ ấm.

(5) Lạnh có thể khiến các mạch máu co lại, vì vậy phải giữ ấm trong nhà, và chú ý đến việc lưu thông không khí trong nhà. Nếu không tự chủ được đại tiểu tiện, nên cởi quần của bệnh nhân, lót đệm giấy vệ sinh.

(6) Khi bệnh nhân đột quỵ bị nôn, hãy nghiêng mặt sang một bên, để nôn ra, tránh làm tắc nghẽn đường thở.

(7) Khi bệnh nhân bị đột quỵ bị co giật, cần nhanh chóng loại bỏ những thứ nguy hiểm xung quanh bệnh nhân. Dùng khăn bọc lấy đũa đặt vào trong miệng bệnh nhân, để tránh co giật cắn vào lưỡi.

(8) Bệnh nhân bất tỉnh mất nhận thức, nên duy trì tư thế nằm ngửa, không gối đầu, để duy trì thông đường thở. Nếu bệnh nhân không có nhịp tim và nhịp thở, hãy sử dụng phương pháp hồi sức tim phổi CPR cấp cứu ngay lập tức.

4. Trước khi bệnh tim phát tán có những triệu chứng gì?

Trước khi bệnh tim phát tán và khi bệnh tim phát tán thường xuất hiện một vài triệu chứng, nhưng cũng dễ dàng bị bỏ qua, làm lỡ thời cơ chẩn đoán và điều trị. Cần chú ý những triệu chứng này, kịp thời điều trị. Các triệu chứng phổ biến có sáu điểm sau đây.

(1) Đau dạ dày. Đau dạ dày do bệnh tim gây ra khác với bệnh dạ dày thông thường. Đau dạ dày do bệnh tim gây ra hiếm khi gây đau bụng và đau dữ dội, ấn đau cũng không thường gặp, chỉ có cảm giác tức bụng, đầy hơi, có lúc có giảm giác đau âm ỉ, nóng rát ruột gan và buồn nôn, sau khi đại tiện có chút giảm nhẹ, nhưng cảm giác khó chịu không hoàn toàn biến mất.

(2) Đau xương hàm dưới. Cơn đau lan sang hai bên xương hàm, có lúc cũng chỉ lan rộng sang một bên hoặc hai bên cổ. Cơn đau đôi khi cũng phát tán ở cổ.

(3) Đau cẳng tay và vai. Mặc dù cánh tay trái và vai trái thông thường chịu ảnh hưởng nhiều nhất, nhưng khi cơn đau dữ dội cũng sẽ lan sang cánh tay phải. Mặc dù cơn đau không quá nghiêm trọng, nhưng giơ tay lên sẽ rất khó khăn. Cơn đau thường là đau âm ỉ, sẽ không lan sang đến cổ tay, ngón tay, thông thường chỉ hạn chế ở cẳng tay. Khi bệnh tim phát tán, bệnh nhân tự bản thân rất khó xác định vị trí cụ thể phát sinh cơn đau.

(4) Thở gấp. Một số bệnh nhân mắc bệnh tim ngoài các triệu chứng thường gặp, còn sẽ xuất hiện hiện tượng thở gấp, nhịp thở kéo dài hoặc khó thở. Loại khó thở này thường được gọi là "không đủ oxy để thở". Sau khi ngồi yên vài phút, hơi thở dường như trở lại bình thường, nhưng khi bệnh nhân hoạt động trở lại, lại bắt đầu thở hổn hển, kiểu thở hổn hển này thường bị xem nhẹ, đặc biệt là

ở người già.

(5) Cảm giác mệt mỏi. Sau khi đi bộ nhanh vô cùng mệt mỏi, mệt mỏi đến nỗi không còn sức duỗi thẳng cơ thể. Mệt mỏi không chỉ giới hạn ở một bộ phận nào đó của cơ thể, mà là toàn thân. Nếu cảm thấy mệt mỏi nghiêm trọng mà trước đó chưa thấy có, phải đến bệnh viện kiểm tra ngay lập tức.

(6) Cảm giác dị thường. Khoảng 20% bệnh nhân mắc bệnh tim trước khi phát bệnh có một khoảng thời gian tương đối "bình tĩnh", giai đoạn này thường không khiến con người ta chú ý, ngay cả bác sĩ cũng có khi bỏ qua, Rất nhiều người bệnh sau khi may mắn sóng sót đều nói rằng, trước khi bệnh tim phát bệnh vài giờ, vài ngày thậm chí vài tuần, cơ thể có cảm giác khác thường. Vì vậy, các chuyên gia cảnh báo rằng nếu cơ thể không khỏe, nên đi khám bác sĩ ngay.

Nếu xuất hiện các triệu chứng trên, nên làm thế nào? Các chuyên gia khuyên rằng, trước tiên nên chú ý quan sát, nếu triệu chứng kéo dài trên 15~20 phút, bất kể cơn đau và khó chịu dịu nhẹ như thế nào, đều nên đi khám bác sĩ. Cần tìm hiểu kiến thức y học về bệnh tim. Cứu chữa điều trị cho bệnh nhân mắc bệnh tim, muốn đạt được hiệu quả điều trị tốt nhất, quan trọng là ở điều trị sớm kịp thời.

5. Làm thế nào để phòng ngừa bệnh huyết áp cao?

Tiêu chuẩn huyết áp được Tổ chức Y tế Thế giới công bố năm 1999: nếu huyết áp tâm thu ở người trưởng thành lớn hơn hoặc bằng 140 mmHg, hoặc huyết áp tâm trương lớn hơn hoặc bằng 90 mmHg là huyết áp cao, có nghĩa là dù là huyết áp tâm thu hay huyết áp tâm trương, chỉ cần có một thông số cao hơn hoặc bằng thông số bình thường, chính là huyết áp cao.

Để ngăn ngừa và kiểm soát huyết áp cao, hãy chú ý đến các khía cạnh sau đây.

(1) Giảm lượng muối ăn. Lượng muối ăn hàng ngày phải ít hơn 5g, mỗi ngày khoảng một nửa cái thìa canh nhỏ.

(2) Chế độ ăn uống hợp lý. Ăn uống phải hạn chế ăn chất béo, ăn nhiều trái cây tươi, rau, cá, nấm, các sản phẩm chế biến bằng sữa ít béo.

(3) Giảm cân hợp lý, kiểm soát cân nặng. Cách hiệu quả nhất là kiểm soát chế độ ăn uống hợp lý, giảm tổng lượng calo nạp mỗi ngày, tăng cường vận động, bao gồm đi bộ nhanh, chạy bộ, bơi lội v.v..

(4) Cai thuốc và hạn chế rượu. Trong thuốc lá có chứa nicôtin, có thể kích thích tim đập nhanh hơn, và khiến mạch máu thu nhỏ, huyết áp tăng cao. Uống rượu nhiều, đặc biệt là rượu mạnh, có thể khiến tim đập nhanh hơn, huyết áp tăng cao.

(5) Hoạt động thể thao. Tập thể dục phù hợp có thể tăng cường thể lực, mỗi lần hoạt động thường kéo dài từ 30~60 phút là phù hợp, cường độ thực hiện khác nhau theo từng người.

(6) Duy trì thái độ lạc quan, giảm áp lực tâm lý. Chú ý kết hợp giữa công việc và nghỉ ngơi, giữ cho tâm trạng thoải mái, tránh cảm giác thăng trầm và nóng nảy.

6. Nôn ra máu và phân đen có thể là mắc bệnh gì?

(1) Nôn ra máu. Chỉ bệnh nhân nôn ra máu, thường do đường tiêu hóa trên, các bộ phận như thực quản, dạ dày, tá tràng, tuyến tụy, ống mật và hỗng tràng sau khi phẫu thuật hỗng tràng liền lại xuất huyết cấp tính gây ra, nếu xuất huyết khá ít, hơn nữa lưu lại trong dạ dày thời gian khá dài, vì huyết sắc tố chịu tác động của axit dạ dày, chuyển hóa thành protohematin axít hóa, nôn ra có màu.

(2) Đại tiện ra máu. Trong rất nhiều trường hợp, máu từ đường tiêu hóa trên chảy ra sẽ bài tiết xuống phía dưới. Nếu đột nhiên chảy máu nhiều, dạ dày vận động quá độ, thêm cảm thấy buồn nôn, có thể đại tiện ra máu đỏ thẫm hoặc máu khá tươi. Nếu máu lưu lại trong ruột thời gian khá lâu, thì phân có thể có màu đen. Thường gặp viêm loét đường tiêu hóa trên ra máu, đường tiêu hóa polyp, ruột non chảy máu, khối u, bệnh quanh hậu môn, và một số bệnh về máu, bệnh ký sinh trùng.

7. Nguyên nhân gây tiêu chảy? Làm thế nào để phòng ngừa?

(1) Có rất nhiều nguyên nhân gây ra tiêu chảy, chủ yếu là do năm yếu tố dưới đây.

① Bệnh truyền nhiễm đường ruột, bệnh lý mãn tính do vi khuẩn, bệnh lý amip mãn tính, lao ruột, bệnh sán máng mãn tính, rối loạn vi khuẩn và nhiễm trùng ruột Clostridium, bệnh nấm đường ruột.

② U bướu, ung thư đại tràng, ung thư hạch, hội chứng carcinoid, khối u tế bào hormone đường tiêu hóa.

③ Viêm đường ruột không nhiễm trùng, bệnh viêm ruột (bệnh viêm ruột từng vùng và bệnh viêm loét đường ruột), bệnh đường ruột tính phóng xạ, viêm đường ruột tính suy thận mãn tính, viêm đại tràng collagenou.

④ Tiêu chảy do ruột non hấp thụ không tốt, tiêu chảy có kèm nhiệt miệng nguyên phát và tiêu chảy không kèm nhiệt miệng; dịch tụy thứ phát hoặc dịch mật nội tiết không đủ như viêm tuyến tụy mãn tính, ung thư tuyến tụy, xơ gan đường mật, tắc nghẽn ống mật ngoài gan… giảm diện tích hấp thụ ruột non như hội chứng ruột ngắn, phẫu thuật ruột non-kết tràng hoặc đại tràng.

⑤ Tiêu chảy có tính chức năng và toàn thân, như hội chứng dễ kích thích ruột, bệnh cường giáp, suy thận tuyến tính, hormone tuyến thượng thận thấp, viêm động mạch tính đa phát, xơ cứng da.

(2) Phòng ngừa tiêu chảy, cần áp dụng các biện pháp sau đây.

① Chú ý vệ sinh thực phẩm. Rửa tay trước và sau bữa ăn, thớt trong bếp phải tách biệt sống chín, đồ dùng ăn uống cách 3~5 ngày cần ngâm trong nước sôi một lần hoặc đun sôi khử trùng trong 10 phút. Thực phẩm phải nấu chín luộc chín trước khi ăn, không ăn đồ sống lạnh, thức ăn khó tiêu, không ăn thực phẩm có tính kích thích cao ớt, tỏi… không ăn thực phẩm hư hỏng biến chất, không ăn gia súc gia cầm bị bệnh chết, không uống nước lã.

② Giữ ấm phần bụng. Cần chú ý giữ ấm phần bụng và tránh bị nhiễm lạnh. Vào mùa lạnh, cần kịp thời mặc thêm quần áo, mùa hè hóng mát cũng không nên để lộ phần bụng.

③ Tâm trạng vui vẻ. Do tinh thần căng thẳng và cảm xúc hưng phấn sẽ ảnh hưởng đến chức năng đường tiêu hóa. Do đó nuôi dưỡng một trạng thái tâm lý tốt, tâm trí cởi mở, điều chỉnh cảm xúc là vô cùng quan trọng, đặc biệt là khi ăn, tránh bực bội giận dữ.

④ Tăng cường tập thể dục, thúc đẩy chức năng đường ruột, nâng cao sức đề kháng.

⑤ Thận trọng khi sử dụng thuốc. Trong trường hợp bị tiêu chảy, đầu tiên cần phải tìm hiểu rõ nguyên nhân gây bệnh, căn cứ vào các nguyên nhân bệnh khác nhau áp dụng các biện pháp điều trị tương ứng, không thể chỉ đơn giản là uống các loại thuốc cầm tiêu chảy và kháng sinh.

8. Uốn ván là gì? Làm thế nào để phòng ngừa?

Uốn ván là một bệnh nhiễm trùng đặc biệt cấp tính gây ra do vi khuẩn uốn ván hình que xâm nhập vào vết thương của con người sinh sôi, sản sinh độc tố. Biểu hiện là co giật toàn thân, co thắt cơ, khó thở, tỷ lệ tử vong cao tới 20%~30%. Vi khuẩn uốn ván không thể xâm nhập vào da và niêm mạc bình thường. Những vết thương hở có thể gây nhiễm trùng uốn ván.

Để phòng uốn ván, cần làm tốt các công tác sau.

(1) Xử lý vết thương. Sử dụng nước oxy già 3% rửa sạch hoặc lau chùi vết thương, thông qua kỹ thuật vô trùng, loại bỏ dị vật ở mô hoại tử thiếu máu và đã bị nhiễm trùng, cầm máu và khâu vết thương hiệu quả. Đẩy mạnh tuyên truyền thúc đẩy phương pháp đỡ đẻ khoa học, thắt ống dẫn tinh dẫn trứng phải khử trùng nghiêm ngặt, là biện pháp quan trọng để ngăn ngừa trẻ sơ sinh nhiễm vi khuẩn uốn ván.

(2) Điều trị bằng thuốc. Sử dụng các loại thuốc nhạy cảm với vi khuẩn uốn ván như penicillin, metronidazole, cephalosporins. Bệnh nhân bị nhiễm trùng vết thương nghiêm trọng hoặc vết thương sâu nên sử dụng các loại thuốc nói trên để kiểm soát hiệu quả sự phát triển của uốn ván một cách hiệu quả.

(3) Tiêm độc tố hoặc kháng độc tố uốn ván. Tiêm độc tố uốn ván (TT) thuộc tự động miễn dịch, có thể khiến cơ thể sản sinh kháng độc tố uốn ván (TAT), từ đó ngăn ngừa phát bệnh uốn ván. Khi qua thời hạn năm miễn dịch, sau khi bị thương không áp dụng các biện pháp vẫn có thể phát bệnh uốn ván. Trong vòng 24 giờ sau khi bị thương tiêm kháng độc tố uốn ván (TAT) là miễn dịch bị động.

Đối với những bệnh nhân có vết thương sâu, vết thương nhiễm trùng rõ rệt, vết thương không được xử lý làm sạch kịp thời hoặc bị các dị vật như đinh, dao đâm thương, trúng đạn, gai tre và các vật lạ vẫn lưu lại trong cơ thể và bị động vật cắn, đều phải kịp thời tiêm kháng độc tố uốn ván liều lượng 1500 đơn vị.

9. Động vật nào có thể truyền bệnh chó dại? Làm thế nào để phòng ngừa?

Tất cả các động vật máu nóng, bao gồm các loài gia cầm đều có thể truyền bệnh chó dại. Trong đó có cáo, chó núi, chó sói, chó hoang dã, chuột túi, chuột bạch là nhạy cảm nhất; chuột đồng, chồn, gấu mèo, mèo, cầy mangut, dơi, chuột lang, thỏ và các loài gặm nhấm khác là nhạy cảm; chó, bò, ngựa, dê và loài linh trưởng là nhạy cảm trung bình.

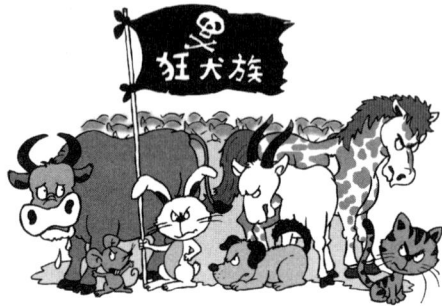

Để dự phòng và chữa trị bệnh chó dại, một là bắt giết chó hoang, xác nhận là chó dại, mèo dại, sau khi bắt giết nhất định phải được chôn sâu. Không khuyến khích nuôi thú cưng, nếu nhất định phải nuôi thú cưng, bắt buộc phải đăng ký và tiêm chủng miễn dịch. Hai là sau khi bị động vật cắn bị thương, phải kịp thời, xử lý chính xác vết thương. Xử lý sau khi bị cắn bao gồm ba bước quan trọng: xử lý làm sạch vết thương; kết hợp sử dụng kháng thể đặc hiệu (huyết thanh kháng bệnh dại hoặc Globulin miễn dịch kháng dại) và vắc-xin bệnh dại; sử dụng thuốc chống vi rút bệnh dại.

Ở bước đầu tiên, với tốc độ nhanh nhất tiến hành rửa vết thương nhiều lần bằng nước xà phòng, chất khử trùng hoặc nước sạch, hạn chế lớn nhất giảm bớt vi rút thâm nhập vào cơ thể thông qua vết thương. Trong trường hợp khẩn cấp, thậm chí có thể dùng nước tiểu để làm sạch vết thương. Vết thương nói chung thường không cầm máu, không băng bó, không khâu lại. Vết thương sâu nên tiêm chống uốn ván và sử dụng thuốc chống vi rút. Bước thứ hai là sau khi xử lý vết thương xong, ngay lập tức tiêm huyết thanh chống bệnh chó dại "đóng kín" quanh vết thương. Tiêm huyết thanh chống bệnh dại càng sớm càng tốt. Trong vòng 24 giờ sau khi bị cắn, thường không khuyến cáo sử dụng huyết thanh chống bệnh dại. Thông thường sau khi hoàn thành việc tiêm "đóng kín" xung quanh vết thương cần vài giờ. Globulin miễn dịch bệnh chó dại an toàn và hiệu quả hơn huyết thanh chống bệnh chó dại, tức trong vòng 3~7 ngày sau khi bị cắn vẫn có hiệu quả phòng ngừa. Liều globulin miễn dịch bệnh chso dại là 200 đơn vị (1 lọ) cho 10kg trọng lượng cơ thể, phần lớn dùng để tiêm "đóng kín" xung quanh vết thương, phần còn lại tiêm một lần vào cơ đùi cùng bên (không cần tiêm vào mông). Trước hoặc trong khi sử dụng huyết thanh chống bệnh chó dại hoặc globulin miễn dịch bệnh dại cần tiêm vắc-xin bệnh dại, bộ phận tiêm vác xin phải ở cơ bắp tay trên cạnh khác của bên tiêm globulin miễn dịch bệnh chó dại hoặc huyết thanh chống bệnh dại, để giảm thiểu vắc-xin và globulin miễn dịch bệnh chó dại hoặc huyết thanh chống bệnh dại đối kháng tác dụng. Bước thứ ba là sử dụng thuốc bổ trợ nâng cao hiệu quả miễn dịch. Phòng tránh phát bệnh chó dại ngoài việc tiêm huyết thanh chống bệnh chó dại hoặc globulin miễn dịch bệnh dại và vắc-xin miễn dịch bệnh chó dại, đối với vết cắn khá nghiêm trọng, vết thương gần với hệ thần kinh trung ương, có thể điều trị bằng interferon và interleukin II.

10. Làm thế nào mới có thể phát hiện ung thư thời kỳ đầu?

Ung thư hiện đang là kẻ thù của sức khỏe sinh mệnh con người. Đối sách kiểm soát ung thư là phòng ngừa là chính, phòng ngừa kết hợp điều trị, tập trung vào "ba sớm" (phát hiện sớm, chẩn đoán sớm và điều trị sớm). Tỷ lệ sống sót năm năm của bệnh nhân ung thư sớm có thể lên tới 70%~95% sau khi điều trị thường xuyên, trong khi tỷ lệ sống năm năm của bệnh nhân ung thư thời kỳ cuối sau điều trị chỉ là 10%~30%. Do đó, phát hiện sớm và chẩn đoán sớm ung thư có ý nghĩa vô cùng quan trọng. Làm thế nào có thể phát hiện ung thư sớm?

(1) Hiểu các triệu chứng của ung thư thời kỳ đầu, các tín hiệu ung thư thời

kỳ đầu chủ yếu có các khía cạnh sau đây.

① Khối u bất thường. Các bộ phận cơ thể như tuyến vú, cổ, da, lưỡi xuất hiện các khối u đã lâu không tan hoặc dần dần to lên.

② Mụn cóc lớn lên. Trong thời gian ngắn, các đốm đen và mụn cóc nhạt màu hoặc đậm màu, nhanh chóng tăng lớn, rụng lông, ngứa, tiết dịch, loét... Đặc biệt là ở các bộ phận thường xuyên cọ xát như gan bàn chân, ngón chân.

③ Cảm giác bất thường. Cảm giác tắc nghẹn khi nuốt thức ăn, cảm thấy khó chịu, đau sau xương ức, cảm thấy có dị vật ở thực quản. Nếu các triệu chứng trên nặng hơn, phải kịp thời đi khám bác sĩ.

④ Vết loét không lành. Da hoặc niêm mạc có những vết loét lâu không lành, có vảy, mủ xanh, chảy máu và đóng vảy.

⑤ khó tiêu kéo dài. và chán ăn. Sau khi ăn, bụng chướng, giảm cân từ từ, thiếu máu.

⑥ Thói quen đại tiện thay đổi. Táo bón, tiêu chảy xuất hiện xen kẽ, phân biến dạng, có máu hoặc chất nhầy.

⑦ Khàn giọng dai dẳng, ho khan, có máu trong đờm.

⑧ Ù tai, giảm thính lực, dịch tiết mũi họng có máu và đau đầu.

⑨ Nữ giới ngoài chu kỳ kinh nguyệt hoặc sau khi mãn kinh âm đạo chảy máu không có quy luật, đặc biệt là chảy máu khi quan hệ tình dục. Đi tiểu ra máu không đau, tiểu rắt.

⑩ Phát sốt, mệt mỏi, giảm cân không rõ nguyên nhân.

(2) Thường xuyên tự kiểm tra. Một người mắc bệnh hay không, rất nhiều trường hợp phụ thuộc vào người bệnh tự phát hiện ra. Vì vậy mỗi người đều cần tìm hiểu kiến thức khoa học y tế, đặc biệt là các dấu hiệu sớm của bệnh ung thư. Tự kiểm tra các bộ phận bao gồm khối u phần nông bề mặt cơ thể và phần đầu, khối u ở nách và bộ phận đùi, khối u ở bụng và vú.

(3) Định kỳ tham gia kiểm tra sức khỏe hoặc kiểm tra sàng lọc ban đầu bệnh ung thư. Nhóm người trên 40 tuổi và những người có nguy cơ mắc ung thư cao càng nên tham gia kiểm tra sức khỏe định kỳ, để phát hiện sớm, chẩn đoán sớm và điều trị sớm.

CHƯƠNG VII KIẾN THỨC CHĂM SÓC SỨC KHỎE BÀ MẸ VÀ TRẺ EM

1. Vì sao phụ nữ phải chú ý vấn đề vệ sinh trong kỳ kinh nguyệt?

Kinh nguyệt là một hiện tượng sinh lý xuất hiện sau khi nữ giới đã trưởng thành, chủ yếu biểu hiện ở việc nội mạc tử cung bị ảnh hưởng bởi tác động của hormone buồng trứng dẫn đến sự thay đổi mang tính chu kỳ. Nội mạc tử cung đã rụng và máu sẽ thông qua âm đạo chảy ra ngoài, thường cứ sau 28~31 ngày sẽ diễn ra một lần, được gọi là kinh nguyệt.

Trong kỳ kinh nguyệt, nội mạc tử cung sẽ rụng và chảy máu, hình thành các bề mặt vết thương hở, nếu như không chú ý đến vệ sinh, vi khuẩn dễ dàng xâm nhập từ đó gây ra nhiều loại bệnh khác nhau. Đặc biệt ở những thiếu nữ vừa bắt đầu kỳ kinh nguyệt, hệ thống sinh dục phát triển chưa hoàn thiện, sẽ hay xuất hiện tình trạng tắt kinh ngắn hạn hoặc rối loạn chu kỳ kinh nguyệt. Ngay cả phụ nữ trưởng thành cũng có thể xảy ra hiện tượng rối loạn kinh nguyệt, tắc kinh, đau bụng kinh, kinh nguyệt quá nhiều hoặc quá ít do sự thay đổi của môi trường, tâm trạng, sự tác động của giá lạnh, lao động nặng… vì vậy, cần chú ý vệ sinh kinh nguyệt.

(1) Giữ sạch âm hộ. Sức đề kháng trong thời kỳ kinh nguyệt giảm, dễ bị nhiễm vi khuẩn, do đó phải rửa âm hộ hàng ngày. Nhưng không nên ngâm mình trong bồn tắm, mà thay vào đó là tắm vòi sen bằng nước ấm.

(2) Chú ý giữ ấm. Trong thời kỳ kinh nguyệt, khả năng chống lạnh của cơ thể bị giảm và dễ gây bệnh do cảm lạnh. Do đó, cần tránh dầm mưa, lội nước, rửa chân bằng nước lạnh, ăn ít hoặc không ăn thực phẩm, đồ uống đông lạnh.

(3) Giữ sạch vật phẩm dùng trong kỳ kinh nguyệt. Khi mua băng vệ sinh phải lựa chọn thương hiệu đảm bảo chất lượng tốt. Đối với những phụ nữ sử dụng băng vệ sinh, cần thay băng và giặt giũ, kịp thời phơi khô dưới ánh nắng mặt trời.

(4) Duy trì tinh thần vui vẻ, tham gia các hoạt động văn hóa và thể thao đúng cách, có thể giúp bạn giảm sự cáu kỉnh và buồn bực trong kỳ kinh nguyệt.

(5) Ít dùng các thực phẩm cay và kích thích, ăn nhiều trái cây và rau quả, giữ cho việc đại tiện được thông suốt.

(6) Các hoạt động phù hợp. Trong thời kỳ kinh nguyệt không nên tiến hành các hoạt động mạnh, nhưng khi tham gia lao động thể chất nhẹ và tập thể dục đúng cách lại rất có ích cho cơ thể.

2. Làm thế nào để phát hiện và ngăn ngừa các chứng bệnh phổ biến liên quan đến tuyến vú ở phụ nữ?

Các bệnh thường gặp ở vú bao gồm tăng sinh lý tiểu thùy tuyến vú, tăng sản u nang tuyến vú, u xơ tuyến vú (bướu sợi tuyến), viêm vú, ung thư vú v.v... trong đó tăng sản tuyến vú, u xơ và ung thư vú tương đối phổ biến. 50% phụ nữ trên 30 tuổi mắc các bệnh về tuyến vú với các mức độ khác nhau, trong đó u xơ vú vẫn có thể xảy ra ở các cô gái trẻ.

Kiểm tra sớm, phát hiện sớm là chìa khóa để ngăn ngừa bệnh liên quan đến tuyến vú. Trong vòng 7~10 ngày sau kỳ kinh nguyệt, bạn có thể tự đứng trước gương kiểm tra. Trước tiên, hãy kiểm tra ngoại quan của vú, xem trên da có co rúm lại như vỏ cam hoặc hình dạng bị biến dạng như hình lúm đồng tiền hay không, đầu núm vú có bị co rút hay nâng lên hay không. Sau đó khép các ngón tay của bạn lại với nhau và nhẹ nhàng xoa hình tròn dọc theo bên ngoài vú, lưu ý không ấn mạnh. Cuối cùng bóp núm vú để xem có chất máu lỏng hoặc chất lỏng màu nâu, đỏ sẫm, vàng nhạt chảy ra hay không. Nếu thấy bất thường, không được coi nhẹ, nên kịp thời đến bệnh viện để điều trị.

Các chuyên gia khuyến cáo rằng nữ giới nên định kỳ kiểm tra tuyến vú, đặc biệt là đối với phụ nữ trong thời gian sinh nở phải đến bác sỹ chuyên khoa kiểm tra toàn diện nửa năm một lần, các bệnh nhân đã có u bướu lành tính hoặc tăng sản tuyến vú thì phải 3 tháng kiểm tra một lần, do tuyến vú thay đổi chịu ảnh hưởng của hóc môn nội tiết, vì vậy tầm ngày thứ mười khi đến kỳ kinh nguyệt là thời điểm tốt nhất để kiểm tra vú.

3. Độ tuổi sinh đẻ tốt nhất là bao nhiêu tuổi?

Thông thường, những người phụ nữ mang thai sau tuổi 35 được gọi là thai phụ cao tuổi. Giới y học nhận định chung rằng, thai phụ trên 35 tuổi không chỉ gặp phải nhiều rủi ro hơn so với những phụ nữ trong tuổi sinh đẻ, xác xuất thai nhi mắc các bệnh bẩm sinh và dị tật cũng cao. Do vậy độ tuổi sinh sản của nữ giới tốt nhất không vượt quá 30 tuổi, đặc biệt là không vượt quá 35 tuổi.

Kết quả nghiên cứu y học và lâm sàng cho thấy, nam nữ đều có độ tuổi lý tưởng, trong đó nữ giới sẽ từ 23~29 tuổi, nam giới từ 25~30 tuổi.

4. Làm thế nào để sinh được một đứa trẻ khỏe mạnh?

(1) Tránh ô nhiễm kim loại nặng như chì, thủy ngân, cadmium và asen.

(2) Tránh ô nhiễm dung môi hữu cơ do trang trí tu sửa nhà cửa gây ra.

(3) Tránh sóng điện từ, bức xạ và ô nhiễm tiếng ồn, phụ nữ nên hạn chế sử dụng máy tính, máy in, lò vi sóng v.v... nam giới nên tránh xa nhiệt độ cao, không nên tắm hơi.

(4) Phụ nữ trước và sau khi mang thai cần chú ý đến việc dùng thuốc, nicotine và rượu có khả năng giết chết tinh trùng của nam giới, cả nam và nữ nên bỏ hút thuốc và hạn chế uống rượu trong vòng 3 đến 6 tháng trước khi mang thai.

(5) Phụ nữ nên bổ sung 0,4~0,8 mg axit folic mỗi ngày ít nhất 1 tháng trước khi mang thai theo kế hoạch.

(6) Phụ nữ trong thời kỳ mang thai không được kén ăn, chán ăn, ăn kiêng, đồng thời kiêng ky việc bổ dưỡng quá mức.

(7) Duy trì tâm trạng tốt trong suốt thai kỳ, tập thể dục đúng cách, cố gắng tránh những nơi tập trung đông người.

5. Trước khi kết hôn hai vợ chồng nên kiểm tra những gì?

(1) Trước khi mang thai, bạn nên đến bệnh viện để kiểm tra sức khỏe toàn diện, và tham khảo ý kiến bác sĩ để chăm sóc tốt sức khỏe trước khi sinh, để kiểm soát được các chứng bệnh vốn có sẵn trong cơ thể.

(2) Phụ nữ trước khi mang thai còn cần thực hiện bốn xét nghiệm sau, để loại trừ việc nhiễm toxoplasma, virus rubella, cytomegalovirus và virus herpes simplex; Nam giới cần được kiểm tra xem liệu bản thân có nhiễm các nguyên tố vi lượng và kim loại nặng không.

(3) Phụ nữ trên 35 tuổi nên được tư vấn và chẩn đoán di truyền trước khi mang thai, trong thai kỳ phải thực hiện việc kiểm tra thai kỳ. Nếu cần thiết, có thể tiến hành chọc dò nước ối, lấy mẫu lông nhung màng đệm và xét nghiệm sàng lọc hội chứng Down trước khi sinh dưới sự chỉ đạo của bác sĩ.

6. Trong thời kỳ mang thai phải vận động như thế nào thì thích hợp?

Phụ nữ trong thai kỳ cần phải có chế độ vận động thích hợp, như vậy sẽ tốt cho sức khỏe của thai nhi, cũng tốt cho sự khôi phục sau sinh của thai phụ. Nhưng khi vận động cần chú ý một mức độ thích hợp, phải căn cứ vào tình hình thực tế của bản thân, nếu như trước khi mang thai, bạn là một con người yêu thích vận động, như vậy sau khi mang thai vẫn có thể tiếp tục các nội dung thể thao không quá kịch liệt như bơi lội, cầu lông v.v. đặc biệt cần tránh các môn thể thao nguy hiểm có khả năng gây tổn thương vùng bụng. Nếu như trước khi mang thai không có thói quen vận động, thì sau khi mang thai tốt nhất nên lựa chọn những loại động tác nhẹ nhàng như dạo bộ, tập thái cực quyền v.v..

Bên dưới đây là những nội dung mà phụ nữ mang thai cần chú ý.

(1) Tham khảo ý kiến bác sĩ trước khi tập thể dục, nhằm tìm kiếm những bài tập thể thao nào phù hợp với bạn.

(2) Khi tập thể dục nên mặc quần áo rộng, nếu bạn bơi trong nước, bạn nên mặc một bộ đồ bơi được thiết kế đặc biệt cho phụ nữ mang thai.

(3) Uống đủ nước trước và trong khi tập thể dục, khi tập thể dục phải chú ý hơn đến việc nghỉ ngơi.

(4) Không vận động trong môi trường quá nóng hoặc quá ẩm.

(5) Trước và sau khi tập thể dục cần thực hiện các hoạt động khởi động làm nóng và thư giãn, đặc biệt chú ý đến việc vận động dây chằng khớp.

(6) Sau hơn 4 tháng mang thai, nên tránh tập thể dục ở tư thế nằm ngửa, vì trọng lượng của thai nhi sẽ ảnh hưởng đến sự tuần hoàn máu của thai phụ.

(7) Trong quá trình vận động, khi muốn chuyển từ tư thế nằm ngửa sang tư thế đứng đòi hỏi phải kỹ lưỡng: trước tiên bạn nên nằm nghiêng, sau đó sử dụng khuỷu tay và bàn tay kia chống đỡ cơ thể, và từ từ chuyển sang tư thế ngồi trước khi đứng lên.

(8) Chú ý đo mạch đập trong khi tập thể dục. Cường độ tập thể dục cho thai phụ phải khống chế mạch đập trong vòng 150 nhịp mỗi phút.

(9) Không tham gia vào những môn thể dục quá kịch liệt. Phụ nữ mang thai phải luôn duy trì trạng thái có thể trò chuyện bình thường trong khi đang tập thể dục. Nếu thai phụ khó thở, thai nhi trong bụng rất có thể sẽ bị thiếu oxy.

7. Thời kỳ phục hồi sau sinh cần chú ý những gì?

Thời kỳ phục hồi sau sinh là chỉ khoảng thời gian sau khi thai nhi cùng nhau thai đã được đẩy ra khỏi bụng mẹ, lúc này cơ thể người mẹ, bộ phận sinh dục và tâm lý cần phải điều chỉnh để khôi phục lại bình thường, cần 6~8 tuần, cũng có nghĩa là 42~56 ngày. Trong thời gian này, sản phụ cần nghỉ ngơi là chính, đặc biệt là 15 ngày sau sinh cần nằm nghỉ ngơi tại giường, chăm sóc tốt cho cơ thể, thúc đẩy sự phục hồi của toàn bộ các cơ quan, đặc biệt là cơ quan sinh sản.

(1) Đảm bảo ăn uống tốt, nghỉ ngơi tốt. Trong cả hai thời kỳ phục hồi sau sinh cho bú nuôi con bằng sữa mẹ, sản phụ đều nên ăn các loại thực phẩm giàu dinh dưỡng, nhiều calo và dễ tiêu, để thúc đẩy phục hồi nhanh chóng và cung cấp đủ lượng sữa.

(2) Xuống giường vận động càng sớm càng tốt. Trong trường hợp bình thường, sản phụ sinh thường qua đường âm đạo, vào ngày thứ hai sau khi sinh đã có thể xuống giường vận động. Nhưng chú ý không nên để cơ thể bị lạnh, đồng thời cần tránh gió lạnh thổi trực tiếp vào người. Và cũng có thể thực hiện một số bài tập thể dục đơn giản hoặc thể dục sau sinh mỗi ngày theo sự hướng dẫn của nhân viên y tế, để tạo điều kiện phục hồi và duy trì vóc dáng đẹp.

Một tuần sau khi sinh con, sản phụ có thể làm một số việc nhà nhẹ nhàng, chẳng hạn như lau bàn, quét sàn v.v... nhưng thời gian không nên quá dài, càng không được phép làm các công việc nặng nhọc đòi hỏi thể lực, nếu không có thể gây ra hiện tượng chảy máu tử cung và sa tử cung.

(3) Chú ý vệ sinh cá nhân. Trong thời kỳ phục hồi sau sinh, vùng đáy chậu sẽ tiết ra nhiều chất dịch, mỗi ngày dùng nước ấm hoặc dung dịch kali permanganat 1 : 5000 để làm sạch hâm hộ. Thay miếng lót vệ sinh thường xuyên, đồng thời phải giữ cho vùng đáy chậu sạch sẽ và khô ráo. Sau khi sinh con do cơ thể phụ nữ sẽ ra nhiều mồ hôi, do vậy cần phải gội đầu, ngâm chân và thay đồ lót thường xuyên. Nên tắm vòi sen để tránh nước bẩn tràn vào âm đạo, gây ra nhiễm trùng.

(4) Cho con bé bú sữa mẹ càng sớm càng tốt. Sau khi sinh xong phần vú được cung cấp thêm máu nên to phình lên rõ rệt, cho con bú càng sớm càng tốt để kích thích cơ thể tiết sữa, và cũng có thể thúc đẩy co bóp ở tử cung, phục hồi vóc dáng ban đầu. Trước và sau khi cho con bú, người mẹ nên chú ý giữ vệ sinh bàn tay, núm vú và vú, để ngăn ngừa nhiễm trùng tuyến vú và nhiễm trùng đường ruột của trẻ sơ sinh.

(5) Hợp lý trong việc sắp xếp đời sống sinh hoạt tình dục. Sản dịch chưa sạch hoàn toàn hoặc trong vòng 42 ngày sau sinh, do bề mặt tổn thương trong tử cung vẫn chưa bình phục hoàn toàn, nên phải kiêng kỵ đời sống tình dục, tránh việc gây ra tình trạng viêm nhiễm trong thời gian phục hồi sau sinh, thậm chí gây ra bệnh viêm vùng chậu mãn tính và các hậu quả xấu khác. Sản phụ bài tiết sản dịch tương đối sớm, khi khôi phục cuộc sống vợ chồng, cần phải thực hiện các biện pháp tránh thai đáng tin cậy, bởi vì hiện tượng thụ thai trong thời kỳ khôi phục sau sinh cũng là một điều phổ biến, và cần được chú trọng.

(6) Không cho cơ thể bị gió thổi hoặc bị lạnh. Sản phụ không được bị gió thổi trực tiếp. Sản phụ nên mặc quần dài, và tốt nhất nên mang một đôi tất. Trong thời kỳ bình phục sau khi sinh, sản phụ không nên chạm vào nước lạnh, để tránh việc bị cảm lạnh hoặc đau khớp.

(7) Thực hiện kiểm tra sau sinh đúng giờ. Khoảng 42 ngày sau khi sinh, sẽ

kết thúc thời gian khôi phục sau sinh, sản phụ nên đến bệnh viện để kiểm tra sau sinh, nhằm hiểu rõ tình trạng khôi phục sức khỏe của cơ thể, kịp thời đến bệnh viện để nhận được sự hướng dẫn và điều trị kịp thời từ bác sĩ.

8. Vì sao lại đề xướng việc bú con bằng sữa mẹ?

Lợi ích từ sữa mẹ đối với đứa con rất nhiều, giá trị của sữa mẹ không có bất kỳ loại thực phẩm nào khác có thể thay thế được.

Sữa mẹ có nguồn dinh dưỡng phong phú, đó là một thực phẩm thiên nhiên lý tưởng cho con. Trong sữa mẹ có chứa rất nhiều axit béo và đường sữa và tỷ lệ canxi và phốt pho thích hợp, giúp ích cho tiêu hóa của bé, không gây ra phản ứng dị ứng. Đối với các bé bú sữa mẹ rất ít khi xảy ra hiện tượng tiêu chảy và táo bón.Trong sữa mẹ rất giàu taurine, rất tốt cho sự phát triển của các tế bào não của trẻ sơ sinh, có thể thúc đẩy sự phát triển trí lực của bé.

Sữa mẹ chứa nhiều chất giúp tăng cường khả năng miễn dịch cho trẻ sơ sinh, giúp giảm thiểu tỷ lệ mắc bệnh cho trẻ sơ sinh trong năm đầu đời. Đặc biệt là sữa non, chứa nhiều loại kháng thể và tế bào miễn dịch, đây là một yếu tố mà không có loại sản phẩm sữa nào có thể thay thế được. Hơn nữa, sữa mẹ có thể điều chỉnh lượng Calorie tùy theo khả năng sinh trưởng phát dục của trẻ, và cũng sẽ điều chỉnh hàm lượng chất béo và độ ẩm tùy theo sự thay đổi của khí hậu.

Trong sữa mẹ gần như vô trùng, cho con bú trực tiếp sẽ không dễ dàng bị nhiễm bẩn, nhiệt độ phù hợp, tốc độ bú và lượng ăn có thể tăng hoặc giảm theo nhu cầu của bé, có thể cho ăn bất kỳ lúc nào, vừa tiện lợi và cũng vệ sinh. Ngoài ra, sữa mẹ cũng có lợi cho sự phát triển vị giác của bé, khi lớn lên bé sẽ ít kén ăn hơn. Khi bú mẹ, miệng, hàm dưới và lưỡi của bé đều hoạt động, như vậy sẽ rất hữu ích cho sự phát triển của ngôn ngữ, đồng thời phòng tránh được hiện tượng chân răng không đều.

Nuôi con bằng sữa mẹ có thể thúc đẩy việc thiết lập và phát triển mối quan hệ giữa mẹ và bé, có thể thúc đẩy tốt hơn sự phát triển trí lực và não của bé. Cho con bú cũng có thể làm giảm tỷ lệ mắc ung thư vú ở người mẹ.

9. Phụ nữ trong thời kỳ mãn kinh có những biểu hiện khác thường gì? Điều chỉnh như thế nào?

Thời kỳ mãn kinh chủ yếu biểu hiện ở sự suy giảm hoặc mất cân bằng chức năng nội tiết của con người, nổi bật nhất là sự thay đổi chức năng của tuyến sinh dục. Từ đó làm giảm khả năng thích ứng với môi trường của cơ thể con người, khiến họ trở nên nhạy cảm đối với các yếu tố tinh thần và bệnh tật khác nhau, dẫn đến thay đổi tâm trạng, thay đổi cảm xúc, đồng thời gây nên các bệnh khác nhau. Khi phụ nữ bước sang độ tuổi khoảng 45 tuổi, họ thường có nhiều biểu hiện khác nhau của thời kỳ mãn kinh, như rối loạn kinh nguyệt, chóng mặt, đánh trống ngực, tức ngực, khó thở, cảm xúc không ổn định, buồn vui thất thường v.v...

Nếu trước khi bước vào giai đoạn mãn kinh, bạn có sự chuẩn bị đầy đủ về tinh thần và hiểu biết rõ ràng, thì về mặt tâm lý bạn sẽ thích nghi tương đối nhanh với sự điều chỉnh môi trường cơ thể của thời kỳ mãn kinh, từ đó có thể tránh được hoặc giảm sự xuất hiện của các triệu chứng khác nhau, vượt qua thời kỳ mãn kinh một cách an toàn, suôn sẻ bước sang tuổi già.

Thông thường khi bàn đến thời kỳ mãn kinh, mọi người thường nghĩ rằng chỉ có phụ nữ mới có thời kỳ mãn kinh. Tuy nhiên, đàn ông vào độ tuổi này cũng sẽ xuất hiện một số triệu chứng khác nhau, vì vậy hầu hết các học giả tin rằng đàn ông cũng có thời kỳ mãn kinh. Các triệu chứng mãn kinh của nam giới thường được biểu hiện bởi chứng loạn thần kinh, rối loạn chức năng tình dục, dễ mệt mỏi và mất trí nhớ v.v.. Do chức năng tuyến sinh dục của nam giới suy giảm chậm, các triệu chứng mãn kinh ở nam giới xuất hiện muộn hơn, thường là từ 55 đến 65 tuổi, muộn hơn phụ nữ khoảng 10 năm. Vậy khi các triệu chứng mãn kinh xuất hiện nên được điều chỉnh như thế nào?

(1) Sự cổ vũ từ các thành viên gia đình và người thân. Hiểu đầy đủ, thông cảm và chăm sóc bệnh nhân trong thời kỳ mãn kinh.

(2) Tăng cường điều tiết chế độ ăn uống. Ăn nhiều sản phẩm chế biến bằng đậu nành, rau và trái cây tươi, hạn chế ăn các loại thực phẩm nhiều đường và chất béo, đặc biệt là cần hạn chế lượng chất béo động vật. Nếu gặp tình trạng

chán ăn, thì có thể sử dụng táo đỏ, long nhãn và đường nâu kết hợp để nấu nước uống, cũng có thể sử dụng táo đỏ, đậu đỏ để nấu cháo, dùng liên tục trong 10~14 ngày.

(3) Kiên trì uống nhiều loại vitamin, chẳng hạn như Super vita, mỗi ngày uống từ 1~4 lần, mỗi lần 1 viên; Vitamin B6, mỗi ngày 3 lần, mỗi lần 20 mg; vitamin E, mỗi ngày 3 lần, mỗi lần từ 50~100 mg.

(4) Sử dụng hợp lý oryzanol, diazepam v.v... để kiểm soát các triệu chứng ảnh hưởng nghiêm trọng đến việc nghỉ ngơi như đánh trống ngực, khó chịu và mất ngủ.

(5) Điều trị bằng thuốc đông y có tác dụng tương đối tốt, thường dùng sáu vị hoàng đan, nước cam mạch (ganmai) v.v..

(6) Kiên trì tập thể dục, tập động tác giãn nở lồng ngực vào buổi sáng, tập thở sâu và chạy bộ, v.v. những nội dung này thích hợp với hội chứng mãn kinh nam giới.

(7) Sử dụng điếu ngải để cứu ấm huyệt vị như túc tam lý, tam âm giao, nội quan v.v. mỗi đêm một lần, mỗi lần chọn một hoặc hai huyệt trong một phía huyệt vị.

(8) Dùng phương pháp đọc sách để điều trị. Đề xướng bệnh nhân mắc hội chứng tổng hợp trong giai đoạn mãn kinh nên đọc nhiều sách, tạp chí, tiểu thuyết, giai thoại về người nổi tiếng, nghe nhạc và tham gia các hoạt động nhóm.

CHƯƠNG VIII   CÁC LOẠI THUỐC DỰ PHÒNG TRONG GIA ĐÌNH

1. Các gia đình thường dùng những loại thuốc gì?

Các loại thuốc gia đình thường dùng được chia thành hai loại lớn đó là: Thuốc uống và thuốc dùng (bôi, xịt, đắp v.v.) ngoài.

(1) Thuốc uống.

① Thuốc kháng sinh: ví dụ như: Medimycin, Sulfamethoxazole, Norfloxacin, Acetylspiramycin, Berberine (berberine), Clotrimazole v.v..

② Thuốc tiêu hóa: viên nén đa Enzyme, vitamin B tổng hợp, Motihium v.v..

③ Các loại thuốc cảm cúm: thuốc Cảm Mạo Thanh, thuốc kháng virut, viên con nhộng Thương phong tác dụng nhanh, Compound Pseudoephedrine HCl Sustained Release Capsules, Viên Ngân Kiều Giải Độc, thuốc (Bản Lam Căn) v.v..

④ Thuốc thanh nhiệt giảm đau: viên giảm đau, Paracetamol, Aspirin v.v..

⑤ Thuốc chống co thắt đường tiêu hóa: Ví dụ như viên 654-2, viên nén Belladonna.

⑥ Thuốc ho, tiêu đờm và chống hen: ví dụ như khái Tất Thanh, Thư Suyễn Linh v.v..

⑦ Thuốc chống dị ứng: ví dụ như Clorpheniramine, Sismin v.v..

⑧ Thuốc trị táo bón: glycerine Enema, Phenolphthalein, Rhei And Sodium Bicarbonate Tablets, (viên Ma Nhân) v.v..

⑨ Thuốc an thần, thuốc ngủ: ví dụ như thuốc Diazepam, Phenobarbital v.v..

⑩ Thuốc chữa say nắng: ví dụ như Nhân Đan, Thập đích thủy, Nước Hoạch hương chính khí.

(2) Thuốc dùng (bôi, xịt, đắp v.v...) ngoài.

① Thuốc giảm đau: cao giảm đau chấn thương, thấp khớp, Cao Xạ hương truy phong, Dầu hồng hoa, Dầu hoạt lạc v.v..

② Thuốc tiêu viêm tiêu độc: cồn, Betadine, thuốc tím Potassium permanganate, miếng dán vết thương v.v...

③ Các loại khác. Dầu gió, Dầu thanh lương, Thuốc rắn Lý Đức Thăng, bông khử trùng, vải gạc, băng dán v.v...

2. Chọn thuốc dự phòng trong gia đình như thế nào?

Thuốc dự phòng trong gia đình thường là các loại thuốc không được kê theo đơn thuốc, lượng thường không nên quá nhiều, quy tắc chung như sau.

(1) Thuốc dùng cho các loại bệnh thường mắc phải. Thuốc thường dùng cho các bệnh về đường hô hấp như thương hàn, cảm cúm, ho, viêm họng, viêm phế quản v.v. Thuốc thường dùng cho đường tiêu hóa như đi ngoài, nôn, chán ăn... và các thuốc bôi ngoài da.

(2) Thuốc thường dùng. Thuốc để chữa trị bệnh thì có rất nhiều loại, nhưng thuốc để dự phòng trong nhà thì chỉ có thể là những loại thường dùng. Các loại thuốc có tác dụng tương tự thì rất nhiều, chỉ cần chọn một số loại để dự phòng trong nhà là được.

(3) Thuốc sử dụng tiện lợi. Các loại thuốc thường được sử dụng trong gia đình chủ yếu là thuốc uống và thuốc dùng bên ngoài. Thuốc tiêm nên sử dụng càng ít càng tốt, bởi vì nếu sử dụng không đúng cách, kiểm soát không tốt, sẽ dễ bị dị ứng, ngộ độc dẫn đến hậu quả khôn lường.

(4) Thuốc dễ bảo quản. Thuốc để dự phòng trong gia đình thường được lưu trữ trong một thời gian dài. Vì vậy thuốc nên được để dự phòng trong nhà với một lượng ít, đặc biệt đối với các loại thuốc dễ bị hư hỏng và mất hiệu quả của thuốc. Cụ thể, nên để dự phòng loại thuốc viên nén là chính, còn thuốc nước chỉ nên là loại thuốc phụ. Cần phải chọn những loại thuốc được đóng gói tốt hơn để lưu trữ, bảo quản.

(5) Có thể dựa vào tình hình sức khỏe của thành viên gia đình để dự bị thuốc. Ví dụ trong gia đình có người bị bệnh cao huyết áp, nên dự bị các loại thuốc được kê theo đơn như Reserpine Co, Nifedipine; Nếu có người bị bệnh tim mạch vành, phải có thùng thuốc cấp cứu dự phòng, Nitroglycerin tác dụng nhanh, viên nén Đan sâm, Dipyridamole, thuốc viên Tô hợp dùng cho bệnh tim

mạch vành, thuốc viên trợ tim tác dụng nhanh;Nếu có người mắc bệnh viêm phế quản mãn tính, ho hen thì phải luôn dự bị các loại thuốc như: Aminophylline, Salbutamol, Salbutamol aerosol. Ngoài ra, còn một số trường hợp đặc biệt khác cũng cần phải để thuốc dự phòng trong gia đình. Nhưng điều quan trọng cần chỉ ra trong phần này là, những loại thuốc để dự bị trong nhà cho các loại bệnh đặc biệt, cần phải được sự cho phép của bác sĩ hoặc được sự chỉ dẫn của bác sĩ.

3. Làm sao để bảo quản tốt thuốc dự phòng trong gia đình?

Khi bảo quản thuốc cần phải chú ý đến các điều sau.

① Tốt nhất nên sử dụng lọ màu nâu đỏ để đựng thuốc, cần ghi rõ tên thuốc, lượng thuốc, cách dùng, lượng dùng, hạn dùng trên giấy dán ngoài lọ. Thông thường không sử dụng túi giấy hoặc hộp giấy để bảo quản thuốc, thuốc rời được mua từ bệnh viện mang về phải được cho vào lọ sạch để bảo quản, nếu không thuốc sẽ biến chất và hỏng.

② Các loại thuốc dễ bị bay hơi như: Cồn, Betadine, Bột bạc hà, dầu gió, dầu con hổ, dầu hồng hoa, dầu xạ hương phong thấp v.v... sau khi sử dụng phải đậy nắp thật chặt và được bảo quản nơi khô, không ánh nắng mặt trời và ở nhiệt độ dưới 30°C.

③ Glycerol Suppository, Annansu suppository, Haemorrhoids suppository, Chlorhexidine suppository, Paracetamol suppository đều phải bảo quản ở nhiệt độ 2~15°C, nếu không khi bị nóng thì dễ biến dạng và ảnh hưởng đến việc sử dụng.

④ Các loại thuốc Compound Aluminium Hydroxide Tablets, Sodium bicarbonate, Magnesium Trisilicate, Viên nén đa Enzyme, Belladonna Tablets, Carbazochrome, Phenytoin Sodium, Dried Yeast Tablets, Aspirin, Ferrous sulfate v.v... nếu như bị ẩm sẽ bị biến chất, nên phải để nơi khô ráo, thoáng mát.

⑤ Bình xịt có một áp suất nhất định và khi chúng bị nóng hoặc bị một tác động nào đó, chúng dễ bị nổ. Do đó, bảo quản các loại lọ, bình xịt ở nơi mát mẻ, tránh nhiệt và ánh sáng mặt trời trực tiếp chiếu vào, khi mang theo chúng ra bên ngoài cần cẩn thận để tránh bị đè nén hoặc va đập.

⑥ Thường xuyên kiểm tra thuốc xem có bị vỡ hay không, có bị biến chất hay không, có quá hạn hay không, một khi phát hiện những hiện tượng này, cần phải kiên quyết vứt đi ngay, không được sử dụng.

⑦ Để đảm bảo sự an toàn, có hiệu quả, kinh tế cho cách để thuốc dự phòng trong nhà, chúng tôi khuyên bạn không nên dự bị quá nhiều thuốc, loại thuốc và số lượng thuốc nên chú trọng về chất lượng và tác dụng, không nên để quá nhiều thuốc dự phòng.

⑧ Thuốc dùng cho người lớn và trẻ em nên để riêng biệt, nhất là những gia đình có ba thế hệ thì càng phải cẩn thận trong vấn đề này; đồng thời, nên để thuốc ở nơi trẻ em không thể lấy được, để tránh trẻ em nhầm lẫn là đồ ăn và lấy ăn.

⑨ Thuốc uống và thuốc dùng ngoài phải để riêng biệt. Hiện nay có rất nhiều gia đình nuôi thú cưng, nên cũng có thuốc chuyên dụng cho thú cưng, chính vì vậy nên để thuốc của thú cưng và của người riêng rẽ. Thuốc diệt côn trùng cũng cần phải để riêng và để nơi an toàn, tránh việc lấy nhầm, uống nhầm khi vội vàng dẫn đến nguy hiểm cho sức khỏe con người.

⑩ Những loại thuốc có màu sắc tương tự cũng nên để riêng. Ví dụ như Betadine và nước trị ho cần phải để riêng rẽ, để tránh sự nhầm lẫn khi dùng.

4. Vì sao không được sử dụng thuốc hết hạn?

Có rất nhiều gia đình vì tiếc của, nên mặc dù thuốc đã hết hạn, nhưng không bỏ đi, mà vẫn sử dụng để uống, tuy có một số bệnh nhân sau khi uống, vì may mắn nên không có chuyện gì xảy ra, nhưng cách sử dụng thuốc đã hết hạn như vậy là điều không nên làm. Nhẹ thì thuốc không có hiệu nghiệm, nặng thì sẽ xảy ra những hậu quả khôn lường, có thể dẫn đến tử vong. Nếu bệnh nhân bị đau thắt ngực, mà uống ngậm thuốc Nitroglycerin đã hết hạn, thì tình trạng đau thắt ngực không những không thuyên giảm, mà còn dẫn đến nhồi máu cơ tim, như vậy thời gian cấp cứu quý báu đã bị mất đi. Chính vì vậy, không được sử dụng thuốc đã hết hạn.

Thời gian có hiệu lực và thời gian mất hiệu lực của thuốc đã được trải qua cả một chuỗi quá trình nghiên cứu khoa học, sau khi căn cứ vào các loại yếu tố sát hạch và quan sát mới được xác định, lấy tính ổn định và hiệu nghiệm của nó làm tiêu chuẩn để đưa ra quyết định. Nếu sử dụng thuốc đã hết hạn, thì bắt buộc phải thông qua bệnh viện hoặc đại lý bán thuốc mang thuốc đi kiểm nghiệm lại, dựa vào kết quả kiểm nghiệm rồi mới đưa ra quyết định có được sử dụng hay không, đồng thời được ghi chú rõ trên hộp thuốc.

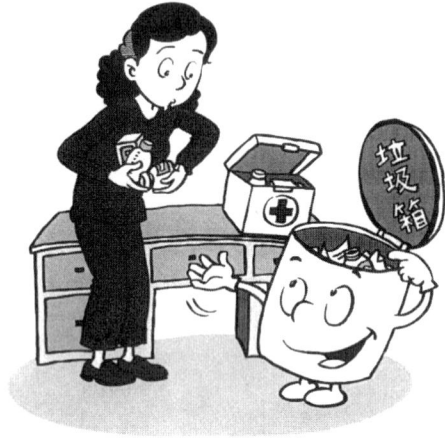

5. Trước khi uống thuốc, cần chú ý những điều gì?

Khi sử dụng thuốc, cần phải chú ý 7 điều sau.

(1) Chẩn đoán bệnh chính xác. Phải biết chắc chắn đã mắc bệnh gì, cần phải sử dụng loại thuốc nào, nếu không biết mình mắc bệnh gì, thì nên đến khám bác sĩ, được bác sĩ chẩn đoán bệnh và uống đúng thuốc điều trị.

(2) Thời gian có hiệu lực của thuốc. Trước khi sử dụng thuốc, cần phải kiểm tra xem thuốc còn có thời hạn sử dụng hay không; đồng thời, cần quan sát chất lượng thuốc, như có các hiện tượng bị oxy hóa, bị ẩm, rách vỡ, mềm, biến màu và bị mốc hay không, nếu thuốc có một trong các hiện tượng như kể trên thì không được sử dụng.

(3) Chống chỉ định thuốc. Cấm tuyệt đối nghĩa là hoàn toàn không được sử dụng thuốc, cấm tương đối nghĩa là sử dụng một cách cẩn thận.

(4) Cách dùng và lượng dùng thuốc. Trong tờ Hướng dẫn sử dụng thường chỉ ghi liều lượng dùng dành cho người lớn, lượng dùng cho trẻ em nên tính theo số cân nặng của trẻ em để tính lượng thuốc dùng mỗi ngày, sau đó tính toán lượng thuốc dùng trong mỗi lần trong ngày.

(5) Phải đọc kỹ những Điều cần chú ý trên Giấy hướng dẫn sử dụng. Bao gồm sự an toàn khi uống thuốc đối với Phụ nữ đang mang thai, cho con bú và đối với trẻ em, tác dụng của nó khi uống kèm với các loại thuốc khác.

(6) Tác dụng phụ. Mỗi một loại thuốc đều có một mục ghi rõ về tác dụng phụ của nó, mục này là để nói rõ các phản ứng không tốt sau khi sử dụng thuốc.

(7) Sau khi sử dụng thuốc, cần chú ý xem có các phản ứng dị ứng hay không. Ví dụ xuất hiện da nổi đỏ, ngứa v.v... thì phải dừng thuốc ngay lập tức, nếu bệnh nhân bị dị ứng nặng thì phải đem đến bệnh viện điều trị ngay.

6. Sử dụng thuốc không đủ liều hoặc quá liều sẽ dẫn đến hậu quả gì?

Khi sử dụng thuốc để điều trị bệnh, ngoài việc lựa chọn loại thuốc ra, thì liều lượng sử dụng cũng là một vấn đề hết sức quan trọng. Dùng thuốc phải đạt đến một liều lượng nhất định mới có hiệu quả trong việc phòng chống và chữa bệnh; thông thường liều lượng thuốc dùng được quy định trên giấy hướng dẫn sử dụng, thường được gọi là lượng dùng, nghĩa là lượng dùng bình quân một lần cho người lớn (18~60 tuổi). Nếu sử dụng ít hơn với liều lượng đã quy định, thì hiệu quả điều trị của thuốc sẽ không có tác dụng; còn nếu sử dụng liều lượng lớn hơn so với quy định, thì sẽ dẫn đến hiện tượng ngộ độc thuốc, lượng quá liều lượng được gọi là Lượng ngộ độc. Có rất nhiều người khi sử dụng thuốc đều sử dụng liều lượng tùy tiện theo ý của mình, chọn liều lượng ít hơn hoặc quá liều để uống. Với cách sử dụng thuốc như vậy, sẽ không có tác dụng gì trong việc điều trị bệnh, thậm chí còn gây ra sự rủi ro cho tính mạng. Nếu bệnh nhân đã từng tùy ý sử dụng liều lượng thuốc, thì nên đến bệnh viện để khám lại.

Khi sử dụng thuốc cần tuân theo lời chỉ dẫn của bác sĩ hoặc sử dụng theo đúng liều lượng đã quy định được ghi trên giấy hướng dẫn, không được tùy ý tăng hoặc giảm liều lượng, như vậy mới đảm bảo được sự an toàn và tin cậy trong việc điều trị.

7. Phải làm gì khi bị dị ứng thuốc?

Dị ứng thuốc là một vấn đề bắt buộc chúng ta phải gặp phải trong quá trình sử dụng thuốc. Việc dị ứng thuốc dẫn đến tử vong là việc không còn quá mới mẻ với chúng ta, còn khi bị dị ứng thuốc tuy không phải nặng đến mức chí mạng, nhưng nó cũng làm cho ngứa ngáy, nổi đỏ da rất khó chịu. Một khi xảy ra vấn đề dị ứng thuốc, phải dừng thuốc ngay lập tức, đến bệnh viện ngay để được điều trị kịp thời. Nếu mức độ dị ứng nhẹ và trong nhà đã có thuốc dị ứng (như Clarityne, Chlorpheniramine, Cetirizine) thì uống ngay theo cách chỉ dẫn trên giấy hướng dẫn sử dụng. Nếu người bệnh xuất hiện hiện tượng tức ngực khó thở, thở ngắn, mặt trắng bệch, ra mồ hôi lạnh, chân tay lạnh, huyết áp tụt, thì phải đưa đến bệnh viện ngay lập tức. Trước khi đến bệnh viện, bằng mọi cách phải để cho bệnh nhân nằm thẳng, đầu nghiêng về một bên, cởi cúc áo, để đảm bảo bệnh nhân được dễ thở, nếu có thể thì áp dụng các biện pháp cấp cứu cơ bản, ví dụ như hút sạch các chất trong mũi, miệng của bệnh nhân, để bệnh nhân được thở oxy, thì bệnh tình sẽ thuyên giảm đi rất nhiều.

8. Sử dụng thuốc giảm đau như thế nào?

(1) Chuẩn bị kịp thời, uống đủ liều lượng như chỉ định của bác sĩ. Nếu uống thuốc tại nhà thì cần nghe theo chỉ định của bác sĩ nắm bắt được loại thuốc, liều dùng, cách dùng và thời gian dùng. Uống thuốc với liều lượng hợp lý, thời gian chính xác, thì có thể thuyên giảm được 80%~90% sự đau đớn của bệnh nhân.

(2) Sử dụng thuốc theo cấp tiến lùi. Khi sử dụng thuốc phải sử dụng dần dần với liều lượng từ ít lên nhiều, để giảm thiểu các phản ứng không tốt, sau khi giảm được sự đau đớn, thì liều lượng thuốc cũng nên giảm dần.

(3) Trước khi uống thuốc, không được uống rượu. Chất cồn làm tăng tính độc hại của thuốc giảm đau, cho dù uống đúng với liều lượng đi chăng nữa, thì cũng dẫn đến làm tổn hại gan và thận.

(4) Uống thuốc trước khi ngủ có thể tăng liều lượng thích hợp. Dưới sự cho phép của bác sĩ, nếu uống thuốc vào buổi tối hoặc trước khi ngủ, thì có thể tăng liều lượng thuốc thích hợp, để giấc ngủ được ngon hơn mà cơn đau không xuất hiện.

9. Khi bị cảm cúm, chọn thuốc điều trị thế nào?

Bệnh cảm cúm thông thường được chia làm hai loại: cảm cúm phong hàn và cảm cúm phong nhiệt. Cảm cúm do nhiệt thương phong thường gặp vào mùa hè, có các triệu chứng chính là hắt hơi, sổ mũi, chảy nước mắt, ngạt mũi; cảm cúm phong hàn thường mắc vào mùa đông, có các triệu chứng chính là viêm đường hô hấp do vi rút, sốt, đau đầu, ho.

Thuốc cảm cúm thường dùng bao gồm một loại thuốc tây hoặc liều có nhiều loại thuốc tây. Thuốc cảm cúm nhiệt thương phong gồm có thuốc Compound Paracetamol (Compound Hydrobromide Dextromethorphan Tablets), Paracetamol, Tylenol, Benza Sustained Release Capsules, Diphenhydramine (Compound Pseudoephedrin Hydrochloride Tablets) v.v... Thuốc trị cảm cúm phong hàn có Compound Paracetamol Tablets, Compound Aminopyrine Phenacetin Tablets (Somedon), APC, Helicid, Aspirin+Vitamin C, viên trị cảm cúm v.v.. Tổ chức Y tế Thế giới đưa ra hai loại thuốc trị cảm cúm an toàn nhất đó là Aspirin và Paracetamol (Panadol), nên chọn uống một trong hai loại này trước.

Viên nén thuốc Đông y để điều trị cảm cúm phong hàn, cần sử dụng các loại thuốc để Tân ôn giải độc, Tuyên phế tán hàn, chủ yếu sử dụng Kinh phong bại độc tán, có chức năng Tân ôn giải biểu, thanh nhiệt giải độc, mỗi lần uống 6 g, mỗi ngày 2 lần. Cảm cúm phong nhiệt cần chọn các loại thuốc Tân Lương giải biểu, tuyên phế thanh nhiệt, các loại thuốc chủ yếu gồm: Viên trị cảm cúm Dâu Cúc (San ju gan mao pian), Hoàn Ngân Kiều Giải Độc (Yinqiao jiedu wan), Viên trị cảm cúm Linh Dương (Ling yang ganmao pian), thuốc pha cảm mạo hạ nhiệt (Ganmao Tuire chongji), thuốc pha Bản Lam Căn (Ban Lan genchongji).

10. Sử dụng thuốc an thần như thế nào?

Thuốc an thần hiện đang được sử dụng rộng rãi trong điều trị lâm sàng bệnh tâm thần phân liệt, co giật, an thần và mất ngủ, và ba loại thuốc thường được sử dụng là: Diazepam, Nitrazepam và Alprazolam. Lấy thuốc an thần Diazepam làm ví dụ, Diazepam có chức năng an thần, thôi miên, chống lo âu, chống động kinh và thư giãn cơ trung tâm, là một loại thuốc thường được sử dụng cho người cao tuổi, trong các loại thuốc an thần, thuốc ngủ khác, nó có tác dụng nhanh, hiệu quả điều trị tốt, ít tác dụng phụ, thời gian bán toại lâu. Uống 1~2 viên mỗi ngày để duy trì tác dụng trong cơ thể từ 20~40 giờ.

Các tác dụng phụ có thể xảy ra khi dùng Diazepam: lờ đờ ngủ, chóng mặt, nhức đầu, mệt mỏi, nói chậm không rõ, run, nhịp tim chậm, hạ huyết áp, mờ mắt và nhìn kém, mất khả năng điều hòa, phối hợp các vận động phức tạp cưa cơ thể v.v... chủ yếu là do sử dụng quá liều hoặc sử dụng nhiều ngày. Cũng có thể xuất hiện các phản ứng dị ứng như nổi mề đay, ban đỏ, phát ban, giảm bạch cầu và vàng da. Nếu bạn dùng thuốc trong một thời gian dài, bạn có thể bị nghiện, dừng thuốc đột ngột sau khi nghiện có thể gây ra các triệu chứng cai nghiện như co giật, run rẩy, co thắt ổ bụng và cơ bắp, nôn mửa và đổ mồ hôi v.v..

11. Lái xe không được uống những loại thuốc gì?

Trước khi lái xe, người lái xe không được uống các loại thuốc sau.

(1) Thuốc cảm cúm. Sau khi uống thuốc cảm cúm, nó gây ra sự buồn ngủ cho người bệnh, chính vì vậy mà người bệnh không thể làm công việc vớicần sứcự tập trung cao độ được.

(2) Một số loại thuốc điều trị bệnh đau dạ dày. Sau khi uống, các biểu hiện chính là loạn căng lực cơ cấp tính và xuất hiện từng cơn.

(3) Các loại thuốc dị ứng. Thường có các tác dụng phụ như chóng mặt, lờ đờ ngủ, mờ mắt, khô miệng, mệt mỏi v.v..

(4) Thuốc giảm đau hạ sốt và tiêu viêm. Các tác dụng phụ thường gặp là lờ đờ ngủ, chóng mặt, nhức đầu, ù tai và buồn nôn.

(5) Thuốc ngủ, an thần. Sau khi uống, não sẽ phản ứng chậm, sức tập trung bị phân tán, buồn ngủ, dễ dẫn đến tai nạn giao thông.

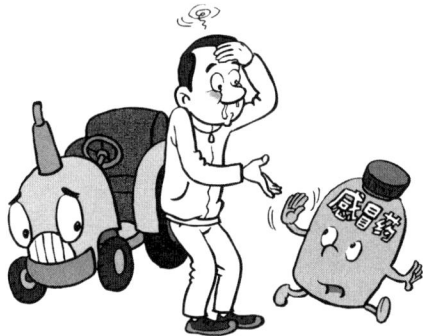

12. Những loại thuốc nào không được sử dụng cùng nhau?

Khi uống hai hoặc nhiều loại thuốc cùng lúc, có thể gây ra tác dụng phụ như giảm hiệu quả của thuốc hoặc sản sinh độc tính. Để tránh phản ứng có hại của thuốc, dưới đây giới thiệu một số loại thuốc Tây và thuốc Đông Y không thể sử dụng cùng một lúc.

(1) Thuốc Sulfa và viên Men tiêu hóa. Sự kết hợp của hai loại thuốc này sẽ làm giảm và mất hiệu quả của Sulfonamid. Ngoài ra, thuốc Sulfa cũng không thể được sử dụng cùng với Urotropine hoặc Procaine.

(2) Isoniazid, Rifampicin và Thuốc ngủ. Isoniazid và Rifampicin là thuốc điều trị lao, có nhiều loại thuốc ngủ, như Chloral hydrate và Luminal, có thể gây ra phản ứng độc hại nghiêm trọng khi uống cùng. Nó cũng có thể gây viêm gan do thuốc và thậm chí dẫn đến hoại tử tế bào gan.

(3) Thuốc Tetracycline và thuốc bổ máu. Các thuốc thuộc Tetracycline chủ yếu là Tetracycline, Oxytetracycline, Chlortetracycline, Doxycycline. Các loại thuốc bổ máu chủ yếu bao gồm Sulfate sắt, Ferrous Fumarate, Ferric citrate và chế phẩm hợp chất của nó như Compound Hepar Extractum Tablets v.v... nếu uống hai loại thuốc này cùng lúc sẽ làm cho việc điều trị không thành công.

(4) Erythromycin và Vitamin C. Tác dụng của Erythromycin bị giảm đáng kể trong môi trường axit, do đó không nên sử dụng cùng với vitamin C có tính axit, nếu không sẽ làm giảm tác dụng chữa bệnh.

(5) Thuốc Sulfa và Vitamin C. Thuốc Sulfa bao gồm các loại thuốc thường dùng như Compound Sulfamethoxazole và Dipyrimidine, khi được kết hợp với Vitamin C, chúng dễ dàng kết tinh trong nước tiểu có tính axit dẫn đến sỏi tiết niệu, làm hư thận do khó thải.

(6) Ephedrine và Furazolidone. Ephedrine là một loại thuốc trung gian giao cảm, và Furazolidone là một chất ức chế Monoamin oxydase. Sự kết hợp của cả hai sẽ tích lũy trong cơ thể và phối hợp với Norepinephrine được sản xuất trong cơ thể, do đó huyết áp tăng lên rất cao và thậm chí dẫn đến tai nạn mạch máu não có thể gây tử vong.

(7) Metoclopramide và Atropine Methobromide, Prubensin, Atropine. Metoclopramide có thể tăng cường sự co bóp của dạ dày và thúc đẩy việc thải các chất chứa trong dạ dày, trong khi ba loại còn lại Atropine Methobromide, Propantheline Bromide, Atropine làm chậm sự nhu động của đường tiêu hóa và ức chế việc thải của đường tiêu hóa. Việc sử dụng các loại thuốc này cùng một lúc sẽ là chống lại tính dược lý và làm giảm hiệu quả điều trị.

(8) Aspirin và Indomethacin. Mặc dù cả hai loại này đều là thuốc hạ sốt, giảm đau và điều trị thấp khớp, nhưng khi sử dụng kết hợp có thể làm nặng thêm các tác dụng phụ đối với đường tiêu hóa, gây chảy máu dạ dày và thậm chí thủng dạ dày.

(9) Cloramphenicol và Thuốc hạ đường huyết Sulfonylurea. Khi hai loại thuốc này được sử dụng cùng một lúc, sẽ làm cho nồng độ của thuốc hạ đường huyết Sulfonylurea trong máu tăng lên, gây hạ đường huyết.

(10) Tiểu hoạt lạc đan (thuốc viên), thuốc Hương liên viên Sirô Bối mẫu tì bà chứa thành phần Aconitine và Coptisine tương ứng. Nếu chúng được dùng với thuốc tây Atropine, Caffeine và Aminophylline, rất dễ tăng độc tính và xảy ra hiện tượng ngộ độc thuốc.

(11) Thuốc Đông Y như Viên an thần Chu Sa, Hoàn Hoa Mai Điểm Thiệt (Meihua Dianshe Wan), Thất Ly Tán (Qi Li San), Hoàn Quán Tâm Tô Hợp (Guan Xin Su He Wan) đều có chứa Cinnabar (thủy ngân thô), không nên dùng với thuốc Tây Zincbromideanhydrous, Sodium bromide, Potassium iodide hoặc Sodium iodide, nếu không nó dễ dàng tạo ra kết quả Mercury iodide độc hại hoặc Mercury bromide độc hại, gây ra nhu động ruột virut độc hại và gây viêm ruột do thuốc.

(12) Hoàn thông Tuyên Lý Phổi (Tongxuan Lifei wan) và Tiêu Viêm Ninh (Xiaoyanning) có chứa Ephedrine, không nên kết hợp với thuốc Tây Digoxin. Nếu không, nó có thể dễ dàng tăng cường độc tính của Digoxin đối với tim và gây rối loạn nhịp tim.

(13) Khi dùng thuốc Đông Y Ma hoàng, cấm sử dụng nó cùng với

Aminophylline. Bởi vì nếu uống hai loại này cùng sẽ không chỉ làm giảm hiệu quả mà còn tăng độc tính từ 1~3 lần và gây buồn nôn, nôn, nhịp tim nhanh, chóng mặt, nhức đầu, rối loạn nhịp tim, run và các chứng bệnh khác.

(14) Trong quá trình sử dụng thuốc Tây Y như D860, Glibenclamide, Diaformin, cấm sử dụng các loại thuốc Đông Y như Nhân sâm, Cam thảo, Nhung hươu. Bởi vì khi sử dụng chung, sẽ giảm hiệu quả tác dụng của thuốc hạ đường huyết.

(15) Thuốc viên Ma Nhân, Viên say nắng, Viên Ngưu hoàng giải độc có chứa Đại hoàng, không nên dùng cùng với Trypsin, Pepsin, Viên nén đa Enzyme v.v... vì Đại hoàng có thể ức chế quá trình tiêu hóa của Pepsin.